頭が良くなっていく人のすごい習慣

Toshinori Kato
加藤俊徳

ぱる出版

はじめに

◯「頭が良い」の意味を見直すときがきた

発明王エジソンが幼い頃、頭が良すぎて小学校を退学になったという有名なエピソードがあります。

私のクリニックに来られる患者さんの中にも、エジソンのようないわゆる天才肌中高生がいます。

ある少年は、多くの人が敬遠したがる職種のアルバイトに応募して、そこで得た学びを文章にしています。またある子は、幼児期から絵を書くのが好きで、受賞経験もあります。

社会人として成熟しているかどうかは別として、そういう子どもたちから話を聞くと本当に頭が良いなあと感心してしまいます。

彼らは、学校の存在意義や授業のクオリティー、教育制度そのものの問題点など、多くの人が見過ごしている（あるいは気づかぬふりをしている）根本的な部分を鋭く感じ取っています。

自分の学びたいことが明確で、もっと学びたい、もっと頭を良くしたいと真剣に考えていればこそ、学校に行って何になるんだろう？　と疑問を抱いているのです。

ところが周りの大人たちは、彼らが頭が良いがゆえに悩んでいることがわからず、単純に「授業についていけないバカな子」「出席日数が足りないダメな子」という目でしか見られません。学校という枠からはみ出た部分だけをクローズアップして、「不登校」のひとことで片付けてしまいます。

同じようなことが、大人の世界でもしばしば起きています。**一般に「頭が良いとはこういうことだ」と思われているのとは別のタイプの頭の良さが、なかなか評価されません。**

また、日本は同調圧力が強い社会です。もっと頭が良くなるために努力して行動や考え方が変わり始めたときに、水を差すようなことを言ったりしたりする人たちが、かならず現れます。すると、せっかく頭が良くなる方向へ進んでいるのに「やっぱり、自分はダメなのかな……」と、余計な迷いや焦りや不安が生じ、立ち止まってしまうのです。

しかし、もうそんな時代ではないことに薄々気づいている人は少なくないはずです。

大震災や原発事故、コロナ渦、ウクライナ戦乱などの経験を機に、世界中であらゆる物事の価値観が大きく転換しています。これから先、わたしたちが幸せに生きていくために望ましい「頭の良さ」とは何なのか、本当に「頭が良い」とはどういうことかという定義も変わろうとしています。

一方で、あいかわらず学歴や出身校、肩書き、年収といった条件で自分や他人の頭の良し悪しを判断している人たちもいます。

かなり以前のことですが、大学教授夫人御一行と同席した際に「あなた、どちらの大学かしら？　うちはK大ですの」といきなり言われて面食らったことがあります。私が当時在籍していたアメリカの大学名を答えると「あら、そうなの」で話はおしまい。あまりの生産性のなさに呆然としてしまいました。

それから20年以上経ちますが、学歴マウントなどという言葉がすっかり定着しているところを見ると、あの教授夫人のような価値観の持ち主がいまだに幅を利かせているのでしょう。

あなたにとっての「頭が良い」はどんなイメージですか？　それを決めるのは他の誰でもない、あなた自身です。

◯あなたの選択があなたの脳をつくる

脳は何か新しいことをするたびに神経細胞の回路をつくります。そのとき、たまたま使いやすかった回路がその後もどんどん伸びていきます。

その例が右利きと左利きです。誰でも2歳ぐらいまでは両利きですが、よりラクな方の手を自然に選択していって、最終的に左右どちらかに落ち着くのです。

物事を理解するときなど、高度な知的作業をおこなうときも原理は同じです。たまたま耳で聞いたときによくわかった人は、口で説明されてすぐ理解する脳になり、目で見てわかった人は、口で言われるよりも説明書を読んだ方が早く理解できる脳になります。

こうして使いやすい脳を無意識に使い続けることで、得意・不得意ができます。これはどんな人にも当てはまる脳のカラクリです。

残念ながら、人間の脳はすべての部位が均等に発達するという仕組みになっていません。人それぞれに成熟した部位と未成熟な部位が必ずあって、そのコントラストが、その人の個性や特徴になります。

つまり、**脳から見ると頭が良いもわるいもなく、ただ単に使っているかいないかの違いでしかありません。それをわたしたちが勝手に「頭が良い／わるい」とラベリングしているだけなのです。**

今のあなたの頭の状態は、今まであなたが知らず知らずに重ねてきた選択＝習慣の結果です。しかし、自分が何を選択しているか、脳のどの部位を使っているかなんていちいち意識していないので、「いつのまにか」頭がわるくなったと思っています。

そして「私は頭がわるいから○○できない」と言いますが、本当は順序が逆です。○○しないことを〝無意識に〟選んできたから○○が不得意な脳になった——というのが純然たる事実です。

ということは、**脳を〝意識的に〟使ってやれば頭が良くなるはずです。**

私がこのことに思い当たったのは14歳のときで、以来ずっと自分自身を使って実験・検証を繰り返してきました。そして、**頭が良くなる習慣を持てば必ず頭は良くなっていくと確信するに至りました。**

誤解のないように申し上げておきますが、私は自分が天才だとか他の人より頭が良いと思ったことは一度もありません。ただ確信を持って言えるのは「昨日の自分より今日の自分の方が頭が良くなった」ということ。**正しい習慣を続けている限り、頭は右肩上がりに良くなっていくということです。**

世の中はここ最近で急速に多様化しており、これから先さらに多彩な価値観が生まれてくるでしょう。

ビジネスにおいても従来の枠にはまった頭の良さでなく、個性的でユニークな、ある種トガった頭の良さが必要とされ、また評価されるべきだと私は考えています。


頭が良くなりたいという欲望は、脳が成長したがっている印です。どうぞご自分の意識でもって、脳の操縦桿《そうじゅうかん》を握ってください。他の誰にも真似のできない、あなた自身の頭の良さを発見し、育てていきましょう。

本書が少しでもその手助けになれば幸いです。

頭が良くなっていく人のすごい習慣

もくじ

第1章 どうすれば頭が良くなっていくのか

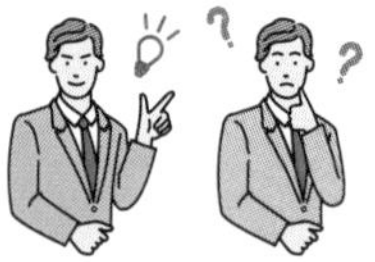

第2章 頭がわるくなっていく習慣

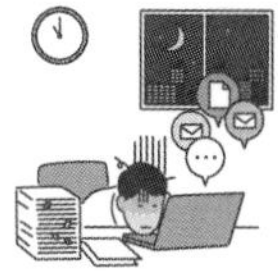

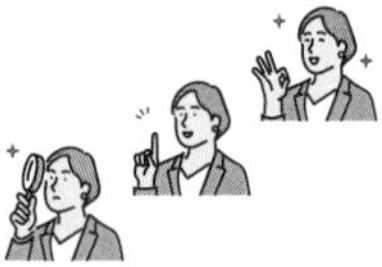

第3章 頭が良くなっていく習慣

第4章 手軽にできる、頭を良くする習慣

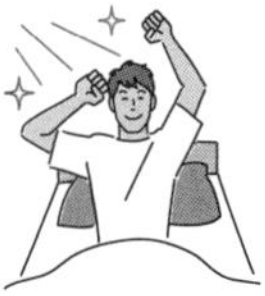

編集協力：安藤智恵子

第1章

どうすれば頭が良くなっていくのか

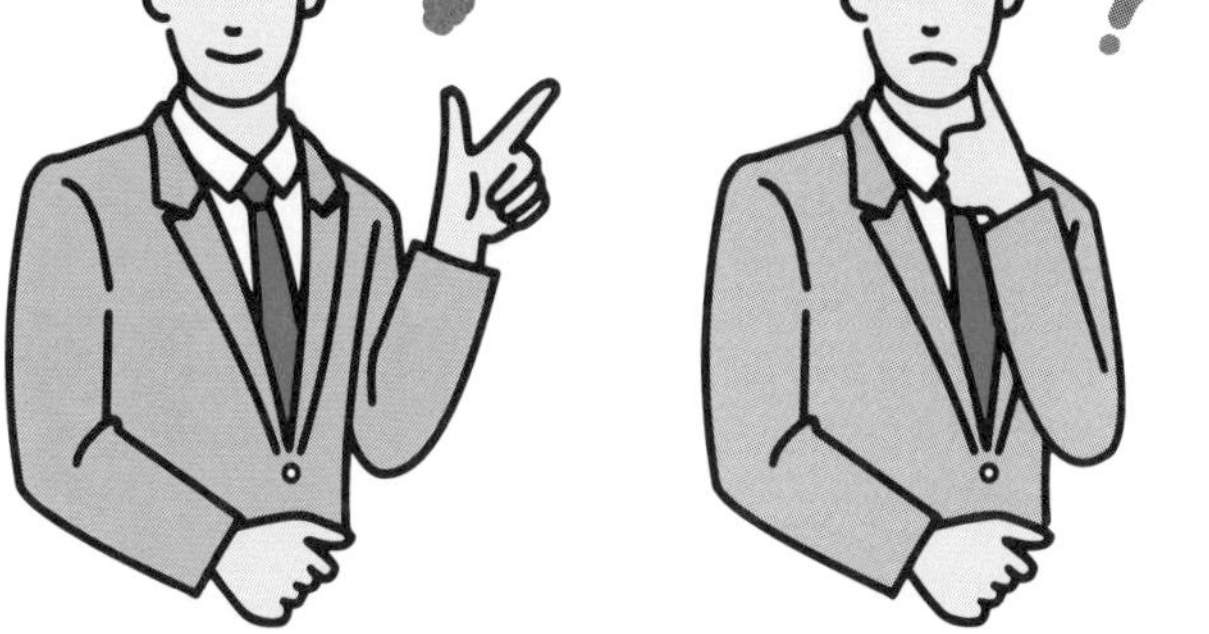

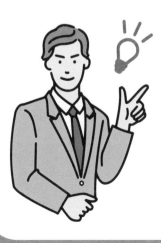

1. あなたの思う「頭が良い」は、まちがっていない？

○頭の良さは永遠不滅ではない

学校では、机に向かって教科書を読み、試験を受けると平均点より高い点数を取る人が頭の良い人だと思われています。

ビジネス社会では、プレゼンテーションが上手な人や会議で発言できる人、企画の立案・実行能力などのある人が頭が良いと言われます。

テレビやインターネットの中では、クイズ番組で活躍する高学歴タレントやＭＥＮＳＡのメンバー（全人口の上位２％に相当する知能指数の持ち主）などが、頭の良い人たちとして憧れの的になっているようです。

しかし、かつて私が「この人は頭が良いなあ」と思っていた人たちが今どうなっているだろう、とあらためて見てみると、意外と伸びていないんです。**頭の良い人は右肩上がり**

に成長し続けると思いきや、そうはなっていないのが実情です。

こうした例は、実際ごろごろ転がっています。学業優秀だった人がいつまでも就職できずにいたり、営業成績トップを誇った人が人事異動で部署が変わったとたんに落ちこぼれたり、権謀術数に秀でた政治家がつまらない失言で地位を失ったりしています。人気絶頂のクイズ王たちだって、テレビに出ている間は頭が良いけれども、番組が終了したらどうなるかわかりません。

現時点で頭が良いからといって、1年後、5年後、10年後もずっと頭が良いままとは限らないし、「午前中は仕事がテキパキできるけれども夕方になるとミスが増える」というように1日という短いスパンの間だけでも、脳の覚醒レベルによって頭の良し悪しは変化します。24時間365日ぶっ通しで頭が良い人は存在しないのです。

○頭が良くならない人はいない

「神童」という言葉がありますが、新生児の脳を見ると、ある子が他の子に比べて特別すぐれた脳を持っているということはありません。

生まれたばかりの赤ちゃんのＭＲＩ脳画像を撮って解析すると、脳の白質部分はほとんど真っ白に写ります。この白い部分には成熟していない神経細胞がたくさん詰まっていて、刺激さえ与えてやれば何歳からでも発達していきます。

ですから**「頭の良さは生まれつき」**だとか**「自分ではどうにもならない」とあきらめてしまうのはまちがいです**。それどころか、みずから進んで頭をわるくしています。頭の良し悪しは自分で決められるということに、ぜひ気づいていただきたいと思います。

頭は年齢には関係なくいつからでも良くなる、ということに私が初めて確証を得たのは30代後半、アメリカで脳科学の研究をしていたときでした。

私はもともと英語のリスニングが大の苦手で、読み書きはできたものの、会話となるとお手上げでした。英会話教室に通っても効果はなく、英語がまったく聞き取れない状態のまま渡米することになったのです。

しばらく経ったある日、英語が聞き取れていることに気がつきました。それも単語がいくつかわかるといったレベルではなくて、相手の話している内容がちゃんと理解できるのです。これには自分でも驚きました。

のちほど詳しく述べますが、脳は「適応する器官」です。英語圏の国に住み、周りの人がみんな英語を喋っているという環境に応じて、私の脳が英語を聞き取れる脳に変わっていたのです。

○成功／失敗と頭の良し悪しは無関係

頭の良い人は失敗しない、というのもよくある誤解のひとつです。発明家トーマス・エジソンが「失敗したのではない。うまくいかない方法を見つけただけだ」という名言を残していますが、何を失敗または成功とするかは主観的な判断であって、脳にとってはどちらも等しく「経験」のひとつです。そして、**脳は経験によってしか成長することができま**

せん。失敗やミスをすることも、頭が良くなっていくための糧として捉えることで、頭は良くなっていきます。

成功者と呼ばれる人はみな、失敗を恐れずに小さなトライ&エラーを繰り返せる人たちです。２０２１年に日本人として初めてシアトル・マリナーズの球団殿堂入りを果たしたイチローさんも「失敗をいっぱい重ねていって、たまにうまくいってという繰り返しだと思うんです」と言っています。

絶対に失敗しない完璧な脳などというものは決してつくれません。**頭の良い人とは、失敗しない人ではなく、失敗という経験を使って脳を育てていける人なんです。**

ここが
ポイント

◎頭の良さはつねに変化している。
失敗を恐れなければ誰でも頭を良くすることができる。

2.「頭が良くなっていく」とはどういうことか

○脳には8つの「脳番地」がある

人間の脳には1000億個を超える神経細胞（ニューロン）があると言われており、種類ごとに考える・見る・聞く・覚える・体を動かすなど特定の機能を担当しています。

そして、似たような働きをする神経細胞が集まってグループをつくり、脳内の決まった位置に存在しています。

その神経細胞グループのことを私は「脳番地」と呼んでいます。脳番地は全部で120ほどありますが、わかりやすく機能別に分類すると次の8つになります。

1　思考系脳番地……思考や判断、創造性、やる気に関わる。

2　感情系脳番地……喜怒哀楽や感受性、皮膚感覚に関わる。

3　伝達系脳番地……コミュニケーションに関わる。

4　運動系脳番地……体を動かすこと全般に関わる。

5　聴覚系脳番地……耳から入った情報を集める。

6　視覚系脳番地……目から入った情報を集める。

7　理解系脳番地……言葉や状況の理解、空間把握に関わる。

8　記憶系脳番地……覚えること、思い出すことに関わる。

思考系・感情系・伝達系・運動系脳番地は前頭葉にあり、情報を発信する働き、すなわ

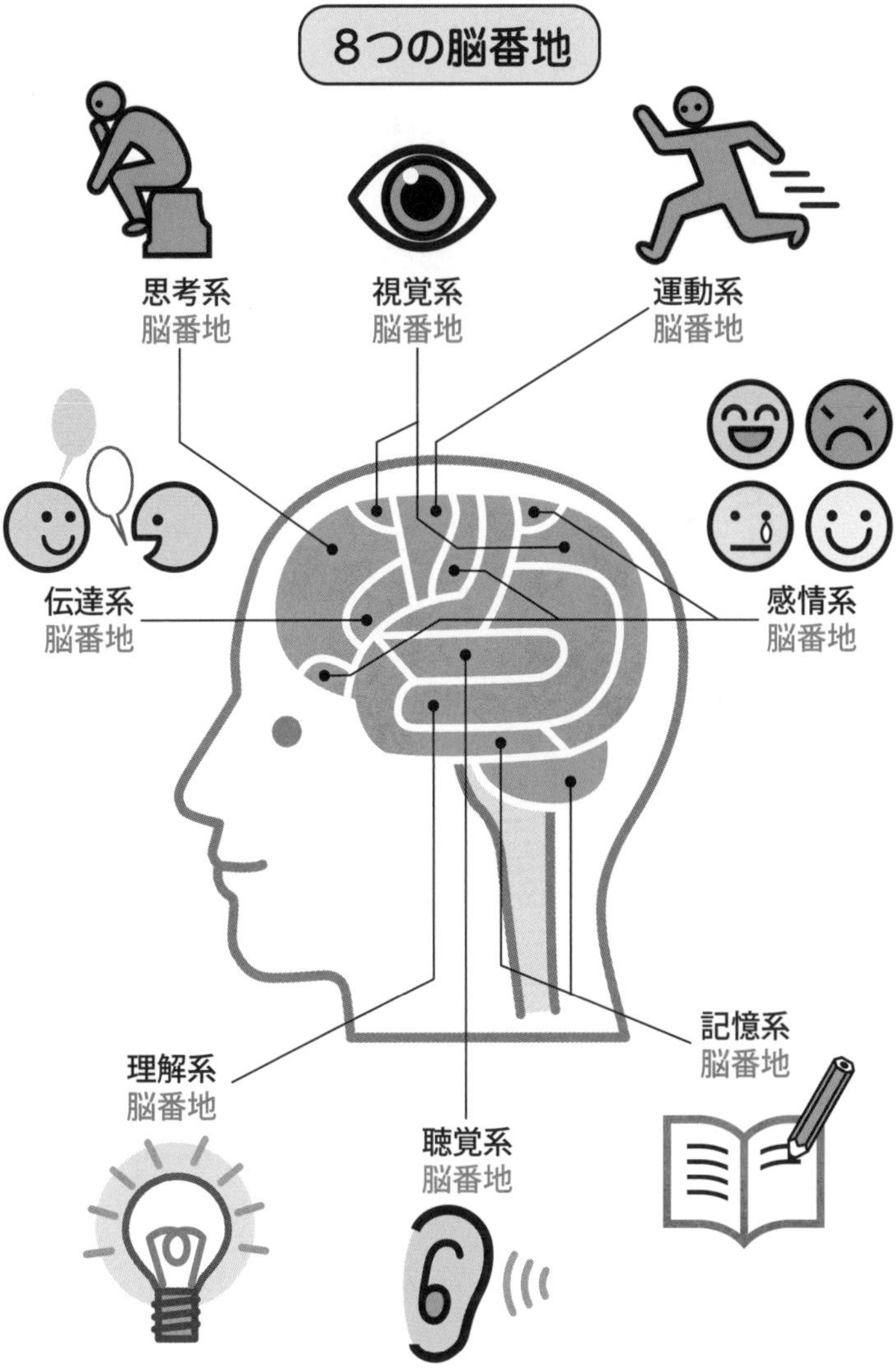
8つの脳番地
思考系
脳番地
視覚系
脳番地
運動系
脳番地
伝達系
脳番地
感情系
脳番地
記憶系
脳番地
理解系
脳番地
聴覚系
脳番地

ち「アウトプット」を担当しています。

脳の後方に位置する聴覚系・視覚系・理解系・記憶系脳番地は、情報を取り入れて処理する「インプット」の働きを受け持っています（感情系と視覚系の脳番地だけは、アウトプットとインプットの両方に関わっています）。


わたしたちが何らかの活動をするときには、その活動に必要な機能をもつ複数の脳番地が情報伝達ネットワークを形成し、連携して働いています。

たとえば部屋の整理整頓をするときは、部屋の様子を見て（視覚系脳番地）、どこに何があるかを把握し（理解系脳番地）、移動する物や捨てる物を決めて（記憶系・思考系脳番地）、手足を動かします（運動系脳番地）。いわゆる「捨てられない人」は、こうした脳番地の連携がうまくいっていないのです。


脳番地はすべて右脳と左脳の両方に存在しています。映像・音・色・雰囲気などの非言語的な情報は主に右脳で、言葉や文字などの言語情報は主に左脳で処理されます。

音楽を聴くときには右脳の聴覚系脳番地でメロディを、左脳の聴覚系脳番地で歌詞を聞いています。

つまり、脳の前後左右に複雑な脳番地ネットワークが張り巡らされており、その連携プレーがうまくいっていれば「頭が良い」、そうでなければ「頭が良くない」ということになります。

○経験が脳番地ネットワークを育てる

脳番地とその連携は、繰り返し使うことによって強化され、成長していきます。

毎日何時間も料理をしていれば料理に関する脳番地が鍛えられ、算数の勉強に長時間取り組めば算数に関する脳番地が強くなります。長い期間にわたってランニングを続ければ、ランニングに関する脳番地が伸びていきます。

要するに、**経験した分だけ頭が良くなっていくわけです。**

大リーグで活躍している大谷翔平選手も、二刀流をやっているからこそ、二刀流に関連する頭が良くなって業績が伸びています。頭が良いからホームランが打てるのではなく、ホームランを1本打つたびに頭が良くなっています。試合を経験するたびに試合に勝つための脳が強化され、その結果として、新記録を出したり表彰されたりするのです。

この仕組みは、どんな人でも同じです。もしあなたが営業マンであれば、営業を通して多くの人と会い、商談をすることによって、目から相手の情報を読み取る視覚系脳番地や相手に自分の言いたいことを伝える伝達系脳番地、相手の要望を聞き取る聴覚系脳番地などが、おのずと強くなっていきます。

たくさん経験を重ねて脳番地ネットワークが強く太くなると、脳にかかる負担が減り、脳にとって「ラクな仕事」になります。他の人から見ると「あの人はあんな難しい仕事を楽々とこなしている。すごいな、頭が良いんだな」というふうに見えるのです。

その一方で、使っていない脳番地はいわば休眠状態になっています。そのため、料理はうまいが歌はヘタだとか、スポーツ万能だが漢字が書けない、理論的な話はできるけれども人付き合いは苦手……というように、得手不得手が出てきます。

それは「才能がない」というよりは単に「経験が少ない」ということ、「そのために頭を使っていない」ということです。そして、どんな人にも必ず、使っていない脳番地があります。

すべての脳番地が均等に育つということはあり得ず、どんなに頭が良さそうに見える人にも、これから頭が良くなりたいと思っている人にも、強い脳番地と弱い脳番地が間違いなく存在しています。

アメリカのトランプ前大統領などは、その強弱の差が非常に大きくて目立つため、見ようによってはものすごく頭が良くも見えるし、ものすごく頭が悪くも見えます。不動産投資や大規模な戦略を立てること、競争相手を挑発することにかけてはたいへん頭がキレますが、言葉の選び方や「ホラ吹き」と呼ばれてしまうようなところは、あまり賢いとは言えないでしょう。

◯努力より継続することが大切

頭を良くするためには「すでに強くなっている脳番地をさらに伸ばす」ことと「弱い脳番地を鍛えていく」ことの2つのアプローチがあります。

どちらにしても「鍛えたい部分を継続して使い、徐々に負荷を上げていく」というやり方は同じです。ただ、上半身ムキムキになりたいからと上半身だけを鍛え続けると体全体のバランスがおかしくなるように、特定の脳番地だけを単独で鍛えようとしても無理があります。

記憶力をつけたいなら記憶系脳番地、理解力を高めたいなら理解系脳番地をメインにしながらも、同時に他の脳番地も育てていくことが必要です。

必要というよりむしろ、必然的にそうなると言った方がいいですね。先に述べたように、脳はチームプレーで働いていますので、どこかに変化を促せば連動して他の部位も変化せざるを得ません。ですから、現時点で強い脳番地と弱い脳番地のどちらを鍛えても、頭を良くしていくことが可能です。

ただし、これまた筋肉と同じように、一度や二度使ったからといって必ずしもすぐに結果が出るとは限りません。

脳細胞そのものは筋肉よりもずっと早く変化するので、即座に効果が感じられる場合ももちろんあります。しかし、自分自身にも周囲の人たちにもハッキリとわかる形で効果を実感するまでは、やはりある程度は時間がかかると思っておいた方がいいでしょう。

授業→試験の繰り返しである型どおりの詰め込み教育だけでは脳の使い方が一辺倒になり、その弊害として、多くの人が「頑張ればすぐに結果が出る」または「頑張ってすぐに結果を出さなければいけない」という価値観を植えつけられてしまいます。

しかし、頭の良い脳を育てるためには、前のめりで頑張ることよりも淡々と継続することの方が重要なのです。

ここがポイント

◎経験を積むことにより脳番地同士のネットワークが太くなり、それを使い続けることで頭が良くなっていく。

3. 誰にでも頭が良くなる素質がある

○天才の脳もあなたの脳も大差ない

頭の良い人とそうでもない人とでは、脳の重さ・大きさや神経細胞の数など物理的な違いがあるのではないかという疑問が昔からあって、アインシュタインの脳などはその格好の研究材料となってきました。

様々な説がありますが、これまでに1万人を超える老若男女の脳を詳しく診断してきた私の経験から言って、どんな人の脳もほとんど構成の違いはありません。構成上の欠損がない限りは先天的もしくは遺伝的に頭の良い脳／わるい脳というものはないと私は考えています。

頭の良し悪しの判断は非常に相対的なもので、社会通念や先入観などによって簡単に揺れ動きます。

たとえば「歯切れよく喋れる人」は一般に頭が良いとされていますが、アメリカに行くとハキハキ喋る人が多いので、みんな頭が良く見えます。私も初めて渡米したときには、優秀な科学者たちに囲まれていたこともあって「全員もれなく頭が良い！」と思ったものです。しかし実際は、ハキハキしているのは英語という言語の特徴であって、頭の良さとは関係ありません。

要するに、頭の良し悪しは多角的に判断する必要があるということです。一部分だけに着目して優劣を比べることには大して意味がない。それよりも、自分がどういう分野で、どういうふうに頭が良くなっていきたいのかを考えましょう。

自分にとって望ましい頭の良さが明確になると、そのためにどんな目標を立てればよいかを考えることができます。

○脳の使い方次第で頭は良くできる

人間の脳には従順な召使いのような性質があって、主人から具体的な目標を与えられるとすぐさま働き始めます。

スーパーで買い物をするときも、ビーフカレーをつくるという目標があれば脳は牛肉を探しますし、煮魚を食べようと思えば鮮魚売り場へ体を運んで行きます。

反対に「何でもいいや」と目標がぼんやりしていると、脳は何を探せばいいかわかりません。ウロウロしているうちに疲れて思考が止まり、いらない物を買ったり何も買わずに帰ったりしてしまいます。

つまるところ、自分の脳に「私はこうしたい、こうなりたい」と命じること、方向性を指し示すことが、〝脳を使う〟ということなのです。

もしもあなたが人を騙したいと思っていれば、あなたの脳は頭の良い詐欺師になろうとし、集客力を身につけようと考えていれば頭の良いマーケッターになろうとします。方向性さえ示してやれば、持ち主の意図に応えて適切に動いてくれるのが脳です。その驚くべき適応能力を意識的に用いれば、頭はおのずと良くなっていきます。

○脳の育ち盛りは30歳を過ぎてから

視覚・聴覚からの情報分析を担う脳番地は30代、記憶や理解に関わる脳番地は40代、実行や判断を司る脳番地は50代で成長のピークを迎えます。

そう言うと「いやいや、30歳を過ぎたら格段に記憶力が落ちたんですけど？」という反論が聞こえてきそうですね。

確かに、小学生が九九を覚えるような暗記能力は年齢とともに低下します。では記憶系脳番地がやせ衰えていくのかというと、決してそうではありません。思考力や理解力、分析力、判断力などを司る複数の脳番地との連携によって、記憶力そのものも落ちるどころか逆に上がっていきます。

若い頃の単純な脳と30歳以降の複雑で高度な脳とでは、記憶のシステムが異なるのです。

ですから学生時代と同じ覚え方をしている限り、「物覚えが悪くなった」と感じるのは当たり前なのです。

頭が良くなっていける人は、記憶力が落ちたと自覚したときに学生時代とは違う暗記法を探したり、記憶力の低下を他の能力で補うことを思いつく人です。「歳のせいだから仕方がない」とあきらめてしまえば、それ以上頭が良くなることはできません。

現在あなたが何歳であろうと、脳は成長したがっています。あなたにやる気がありさえすれば、そしてやるべきことをやりさえすれば、頭は必ず良くなっていきます。

ここがポイント

◎頭の良し悪しは、ほとんど後天的な脳の成長で決まる。自分の望みや年齢に合わせて正しい脳の使い方をすれば頭は良くなっていく。

4. 頭の良さには種類がある

○学校の成績が良いのは「コピー能力」の高さ

以前、いわゆる「難関私立大学」の学生と院生を相手に認知科学の講義をしていた時期があります。毎回の宿題として感想文を提出させていましたが、可もなく不可もなく、どこかから模範解答をコピー&ペーストしたかのような感想文ばかり。

「加藤先生が○○と言った、それで○○だと知りました」というだけでそつのない文章なので不合格にはできない。しかし、私の講義をどう受け取り、どう思うのかということが書かれておらず、点数を付けるとしてもせいぜい60から65点ほどでした。

同じことがビジネスの世界でも横行しています。著作権侵害などは訴訟に至らないものを含めると、私個人の周辺だけでも頻繁に起こっています。そういうことをする人たちは先ほどの学生たちと同じく、コピー＆ペーストの能力に長けています。

　小中高校の定期テストで問われるのは「教科書をコピーする能力」です。超難関といわれる大学の入学試験でさえ、結局のところ、教科書に書いてあることをどれだけ正確に再現できるかで合否が決まります。

すでにあるものを寸分違わず写し取れる人＝頭が良い人だという考えが（全員とは言わないまでも）多くの日本人の間に根深く浸透しているんです。クイズ王がもてはやされるのも、そうした考えの表れです。


　私はそれを否定はしません。コピー能力も脳がもつ大切な機能のひとつであり、人間が生きていくために必要な能力であることには違いないからです。

ただ、それが脳が生み出した〝完成された〟能力ではない、ということもまた事実です。

　既成のものを写し取る能力が高いということは、言ってみれば「模写がうまい」ということです。『モナ・リザ』を完璧に模写したならば、それはそれでひとつの才能ですが、模写はあくまで模写であり、ダ・ヴィンチを超えることはできません。

にもかかわらず、模写が上手にできることを最終到達点にしているのが日本社会の現状です。自分自身の絵が描けてこそ初めて本当に頭が良いと言えるのに、そうなる前の練習段階で止まってしまっているのです。

○IQでは測れない頭の良さも社会活動では重要

学校の成績と並んで、頭の良し悪しを測る目安になっているのが知能指数（IQ）です。世界で初めて知能検査が行われたのは1905年で、その後、様々な算出方法が考案され実施されています。

知能指数で測れるのは「早く正確にできる」能力です。社会生活で必要なコミュニケーション能力や忍耐力、創造力などは対象になりませんので、知能指数だけが頭の良さや仕事の成果に影響するのではないことは明らかです。

つまり、IQは人の総合的な能力を正確に反映するものではないのです。

また、知能検査と同じような課題を日頃から訓練していれば、当然ながら成績は上がります。ＩＱが高い人が学校の成績も優秀である場合が多いのは、学校で勉強することと知能検査の内容が似通っているからにすぎません。

○スペシャリストは頭の回転が速い

知能テストで問われるのは、頭の中で情報を処理するスピード、すなわち「頭の回転の速さと正確性」です。

脳の情報処理速度は、継続的に携わっていることに関しては上がっていきますが、やらなくなると確実に落ちます。頭の回転を速くしたいなら、繰り返し携わり続けるしかありません。スポーツ選手が毎日欠かさず練習するのはそのためです。

また、脳が忘れるスピードは筋肉が衰えるスピードよりも急速です。だから、野球選手は野球のことだけ考えろと言われるし、ピアニストならピアノのことだけ考えろと言われるんです。「意識を向けたものが引き寄せられる」とはまさにこのことで、投資家は儲けることだけ、受験生は合格することだけというふうに、あることを集中的に考えていると脳のパフォーマンスが上がります。

なんらかの分野で飛び抜けたスペシャリストになる人は、このような一点集中型の脳の使い方を徹底している人たちです。

その代わり、一点に集中しすぎると他分野からの情報が脳に入ってこなくなり、専門外のことに関しては柔軟な対応ができなくなってしまいます。

自分の得意分野とは別の物事が発生したときに、脳内で新しいネットワークをつくらなければならないため、混乱して時間がかかってしまうのです。

○アイデアが豊富な人は頭が柔らかい

頭の回転が遅くても、様々な異なる状況において臨機応変に行動できる人は「頭が柔らかい」人だと言えます。

頭が固い／柔らかいというのは要するに思考が凝り固まっているか、柔軟に考えられるかの違いです。頭が柔らかい人ほど「これはこうあるべき」「こうしなければいけない」といった先入観や執着が少なく、物事を広い視野で、他の人とは違った角度で捉えることができるため、他にはない商品の開発や問題に対する意外な解決策など、独自のアイデアを思いつく能力につながっていきます。

自分の価値観を大切にすることは非常に重要ですが、過ぎたるは及ばざるが如しで、何が何でもコレだけが正しい！　と過度にこだわると、頭が良くなるチャンスを逃してしまいます。

もう40年ほど前のことですが、大学受験に失敗した私に、叔母が突然「滝行をした方がいい」と言い出しました。最初のうちは苦笑まじりに聞き流していましたが、ふと思い直して、高尾山の滝場へ通い始めました。

受験勉強しかしていないガチガチの浪人生だった私の脳は、28日間の滝行中にいくつも初めての経験をし、それまでとはまったく違う情報に触れて、みるみる柔らかくなっていきました。世界を多角的に見られるようになり、お先真っ暗だった人生観が一変したのです。

山から降りる頃には、気持ちがすっかり前向きになり、自分自身への理解も深まり、医学部に行ってさらに、脳科学を極めたいという目標がますます明確になっていました。

回転の速さと柔らかさは、脳にとっては一種のパラドックスで、両立するのは簡単ではありません。しかし、**頭を柔らかくするために新たな経験をすることは、脳全体を活性化する上で欠かせない習慣のひとつです。**

ここがポイント

◎頭の良さは数値化できるものだけではない。非言語情報の処理能力、危機対応への柔軟性などテストでは測れない頭の良さもある。

5. あなたに合った「頭の良さ」を見つけよう

○視覚系を使う人、聴覚系を使う人

学生の間は授業を聞いてノートを書くという、聴覚系―運動系の脳番地を効率よくリンクするだけで事足りる場面が多いのですが、社会に出たら、人はいちいち言葉で説明してくれません。職場でもプライベートでも複数の人間がそれぞれの都合で同時に動き回っていますから、状況を目で見て瞬時に察知しなければ、自分のとるべき行動が決められないのです。

多くの人は、行動するために聞くか、見るかのどちらかが欠けています。周りから頭が良いと言われる人でも、言葉で説明されれば動けるけれど、見ただけでは動けないというケースがままあります。

そういう人が非言語的な状況――たとえば職人さんなどの〝見て覚えろ〟という世界に

放り込まれると、たちまち「頭がわるい」と言われてしまいます。優秀な大学生が調理補助のアルバイト先で「バカヤロウ！」と怒鳴られてばかりいる、なんていうことになるのです。

脳の使い方が聴覚系脳番地と視覚系脳番地のどちらかに偏っていて、さらに運動系も弱いとなると、見るだけ・聞くだけになってしまい、ビジネスシーンで「頭が良い」と感じられない場面が多くなります。

○多くを覚えられる人、思い出して動ける人

記憶力の良し悪しは側から見て目立つので、とにかくたくさん覚えられる人が頭が良いと思われがちです。けれども、頭を良くするうえでは「覚えている」ことよりも「思い出す」能力の方が大切です。

というのも、思い出したら実際に行動しなければなりませんので、記憶系脳番地に続いて運動系脳番地を使うことになります。その繰り返しによって記憶力と行動力の繋がりが

強くなり、約束の時間に遅れるなどのミスをしなくなります。

記憶力と行動力がしっかりつながっている人は、自分が次にどう動けばいいか考えながら人の話を聞いたり、周囲の様子を見たりしています。

たとえば雑誌やウェブサイトの記者は、自分が記事を書くことを考えながらインタビュー相手の話を聞きます。一方、インタビューされる方は書くために喋っていないので、取材が終われば自分が何を喋ったか忘れてしまいます。

◯頭の使い方と性格は表裏一体

日頃どのような脳番地の組み合わせをよく使っているかは人それぞれで、その偏り具合がその人の個性や性格として表れます。

先ほど述べた「見るだけ・聞くだけで動かない」の脳の持ち主は、慎重な性格、おっとりした性格だということになります。

このタイプの人は、動いても大丈夫だと確信が持てるまで動こうとしないので、運動系脳番地をあまり使いません。使われない脳番地は成長しないため、運動系とその他の脳番地の差がますます広がっていきます。

一方、何も考えずに突っ走るタイプの人は、伝達系脳番地が発達している反面、思考系脳番地の抑制力が弱く、喋り過ぎて煙たがられたり、失言が多くなったりします。ただ、黙りこくっている人に比べれば、より多く脳を使うため、その分だけ頭は良くなります。

怒りっぽいとか泣き虫などの感情的な性格の人も、自分が「怒っている」「悲しんでいる」という情報が発信できるのですから、伝達系脳番地が強いと言えます。感情表現を抑えて内にこもっているよりは、叫んだり泣いたりして発散する人の方が頭が良くなりやすいと言えますね。

ただし、ちょっとしたことで不安になったり攻撃的になったりとあまりに情緒が揺れやすい場合は、感情系脳番地が未熟です。ここが不安定だと思考系脳番地に影響し、落ち着いてものを考えることができません。

このように、脳の使い方と性格は表裏一体で互いに影響し合っています。

ですから**自分の性格を知れば、強い脳番地と弱い脳番地がわかり、頭を良くするための対策が立てやすくなります。**

◯自分を知るということ

ところが少し困ったことに、脳は自分と他人の区別をつけるのが得意ではありません。周囲の環境に対する適応性の高さが裏目に出てしまうのです。

しかし、頭を良くしていくためには、自分自身の性格や傾向を知ること（自己認知）がどうしても必要になります。そうでなければ、どのように頭を良くしていけばいいのかわからなくなってしまいます。

自分がどんなふうに脳を使っているか、それによってどんな性格をつくっているかを知るには、他者との関わりの中で相手の反応を観察することが役に立ちます。つまり、自分がどんな人間なのか他人から教えてもらうのです。

直接合って話すのはもちろん、ブログや動画サイトに投稿するのでも構いません。とにかく何らかの発信をするように脳を使ったときに、人がどんな反応を見せるか。また、それに対して自分はどう感じたり考えたりするのかというデータを集めると、だんだんと自分のことが見えてきます。

そうすると、自分の強みをさらに伸ばしていくか、足りないところを鍛えるか、どちらが自分に合っているかの見当がつき、脳番地トレーニングに取り組みやすくなります。

ここがポイント

◎脳の使い方のクセは性格に表れる。自分の性格を知れば、鍛えるべき脳番地がわかる。

6. まずやるべきことを、やっていますか？

○肉体を抜きにして頭が良くなることはない

たとえあなたが天才的な脳を持っていたとしても、頭の中にあるアイデアをまったく形にせず、誰にも会わず、どこにも行かなかったなら、宝の持ち腐れというものです。

『ぐうたらな自分を変える教科書　やる気が出る脳』（すばる舎）にも書きましたが、頭のキレは体のキレに直結しています。どんなに優れた脳があろうとも、それだけではどうにもなりません。脳の中にあるものを外に向かって表現する肉体がなければ、まったく意味がないのです。

脳の基本的かつ重要な役割のひとつが、細胞の集合体でできている肉体を生存させることです。肉体の状態が悪いと、それだけで脳（思考系脳番地）に負担がかかり、やる気が出ずに脳全体がスローダウンしてしまいます。

脳を鍛えるというと首から上だけの話だと思い込みがちですが、決してそうではありません。頭の良し悪しを云々する前に、わたしたちが細胞からできている肉体をともなった生き物だということを忘れないでください。

◯最初にやるべき3つのこと

頭を良くしていくための肉体的なアプローチとして、絶対に欠かせないのが「睡眠」です。

今、日本人の多くが慢性的な睡眠不足に陥っています。厚生労働省による令和3年度の健康実態調査によると、1日平均7時間以上寝ている人は男性が36パーセント、女性は27・5パーセントです。

脳にとって望ましい睡眠時間は7〜9時間で、なおかつ、深い睡眠が必要です。ぐっすり眠ることで翌日の脳の覚醒レベルが上がり、判断力や行動力を発揮することができるようになります（詳しくは第3章で）。

2つ目に大切なのは、「人と関わる」ということです。

わたしたちの脳は、右脳で外からの情報を収集し、左脳で言語処理をしています。**誰とも付き合わず孤立していると、左脳ばかり使うことになり、非常に偏った脳になってしまいます。**

私が医学部進学を志望して受験勉強に集中していた2年間が、まさにそういう状態でした。遊びも恋愛もすべて禁止して、部屋に閉じこもっていたのです。

受験生なら一時的にはそれでもいいのですが、**本当に頭を良くするためには、自分以外の人たちに影響を受けながら、広い範囲で新鮮な情報を得て脳の中で情報が活発に循環する状態をつくる必要があります。**

何百人もの見知らぬ人たちの中へいきなり飛び込め、というのではありません。ほんの小さな関わり——たとえば、住んでいるマンションの清掃員に「お疲れさま」と声をかけるなどの些細な行動でもいいのです。ところが、これができない人が意外に多い。特に中高年男性には、挨拶されても会釈ひとつ返さない人が多いように思います。

人間の脳は遠く離れた場所にいる人からも影響を受けます。刺激の強さで言えばもちろん直接会うのがいちばんですが、たとえSNSでつながっているだけでも、頭の良い人と関わりを持てば、あなたの脳も影響されて頭が良くなっていきます。

3つ目は「学ぶ意欲を持つ」ことです。

20～40代のもっとも頭が良くなる時期に必要な学びは、いわゆる社会勉強です。社会勉強とは要するに「実際にやってみること」です。

会議に出る、資料をつくる、値段交渉をする、お客さんを接待する。冠婚葬祭に行く、PTA役員になる、子どもを育てる、近所づきあいをするなど、**多種多様な経験を積むことで脳番地ネットワークのバリエーションが増えていきます。**

そうした経験の中には、資格を取るための勉強など学校の勉強に近いことも含まれるでしょうが、それだって働きながら子育てしながらやるのですから、学生時代より高度な脳の使い方です。

社会人になってからの学習は、学校という建物の中、試験という紙切れの上で完結するものではありません。あなたがどこで何をしていようと、あらゆる物事から何かしら学ぶことができます。

日々の暮らしのすべてが教材になり得るのですから、学ぶ意欲がありさえすれば、生きているだけで頭はよくなっていくのです。

ここがポイント

◎頭の良さは体を通して表れる。よく眠り、孤立せず、学習意欲を持って行動しよう。

7. 頭が良くなっていく途中に「壁」が現れる

○脳の成長を邪魔するネガティブ感情

やるべきことをやっていれば確実に頭は良くなっていきますが、その途中で「壁」にぶち当たることがあります。ゲームに例えれば、あるステージまではクリアできたけれども次のステージに進めない状態です。

その壁の正体は何でしょうか。先に答えを明かしてしまうと、ちょっと逆説的な表現になりますが**「自分が何を知らないかを知らない」ことです。**

すべてわかった気になったとき、なんでも知っている気になったとき、わたしたちは「もう充分。新しい情報はいらないよ」と、脳に入ってくる情報を遮断してしまいます。

その結果、マンネリに陥って、そこから先へと進めなくなります。どうすればいいかわからないけれど、自分がくすぶっていることだけはヒシヒシと感じられるので、あせりや不安がふくらみ、うまくいっている人と自分を比べて落ち込んでしまうなど、感情系脳番地が揺れ動きます。

感情系脳番地は思考系脳番地に対する影響力が強いので、感情がネガティブに振れると考えることもネガティブに偏っていきます。すると冷静な判断ができなくなり、どうすればいいのかわからない……という悪循環が止まらなくなってしまうのです。

自分がいかに知らないかを知るには、世代が異なる人と交流するのがおすすめです。脳は慣れ親しんだものを選びたがるクセがあるので、放っておくといつの間にか自分と似たような年代の人とばかり付き合ってしまい、未知の情報が入りにくくなります。

ときには故郷のおじいちゃん、おばあちゃんに会いに行きましょう。「年寄りの話は長くてつまらん」と切り捨てないで、よもやま話を聞きましょう。

部下や後輩、子どもたちに話しかけましょう。若い人たちはトレンドの宝庫ですから、世の中の流れをリアルに理解する手助けにもなります。

○知らないことは恥ではない

パナソニック創業者・松下幸之助さんは「素直な心というものは、すべてに対して学ぶ心で接し、そこから何らかの教えを得ようとする謙虚さをもった心である」と説きました。さらに、素直な心を持たない場合の弊害として「現状を良しとしてそれ以上よくなろうとしない。そのような姿勢が固定、停滞に結びつく」と述べています(『素直な心になるために』ＰＨＰ研究所)。

知らないことを知らないと認め、知りたいと思い、教えてもらう——そんな単純なことが、実際にはできない人が少なくありません。その原因は何なのでしょう。

それは、知識ばかりを偏重し、一人ひとりの好奇心を押さえつけて教科書の丸暗記を強いる教育制度によって、知らないことは恥ずかしいことだと教え込まれてきたからではないでしょうか。

そのような誤った古い価値観にいつまでも縛られている必要はありません。

知らない＝頭がわるい　のではなくて、

知らないままにしておく＝頭がわるくなっていく　というのが事実です。

ことわざに「聞くは一時の恥、聞かぬは一生の恥」と言いますが、まさにその通りなんですね。

◯足を引っ張る人たち

脳は良くも悪くも、置かれた環境に適応しようとします。ですから、よほど注意していないと、自分の周りにいる人たちの価値観にどんどん染まっていきます。

気づかぬうちに他人が決めた定規でもって自分を測り、「これが自分だ」と思い込んでしまう。頭を良くするために必要な自己認知に歪みが生じるわけです。

頭が良くなろうとするときに、やめた方がいいとか、どうせ無理だとか言ったり、バカにしたような態度を取る人は必ずいます。中にはまったくの善意から、アドバイス（お節介）をしてくる人もいるでしょう。

それは私もさんざん経験してきました。私の意見を完全に無視されたり、「ろくに英語も喋れないくせに、国際学会で通用するわけがない」「ここに君のような人間の居場所はないよ」など、失礼なこともずいぶん言われました。

腹を立てたり、悲しくなったり、傷ついたりしながら、それでも私は国際学会に論文を提出してみました。その論文は審査を通り、私は初めて、自分が間違っていなかったことに確かな自信が持てたのです。

○脳に明確な目標を与える

この経験は「足を引っ張る人たちから影響を受けないでいる」ことの重要性を私に教えてくれました。

頭を良くしようと努力している人――自分を向上させ、自信をもち、幸せになろうとしている人――に向かって否定的な目を向けたり、場合によっては攻撃さえしてくる人たちからは、物理的にも心理的にも距離を置かなければいけません。

私にそれができたのは、そのために国際学会で論文を発表するという明確な目標があったからです。

目標の中身がなんであれ、明確な目標を持ち、計画を立て、夢中になって従事していると、有り体に言って「おかしな人に関わっているヒマがなくなる」んです。

最初のうちはいろいろな雑音が入ってくるでしょう。それでも途中であきらめないで、自分がやりたいことを着々とやり続けていれば、いずれは気にならなくなります。

ここがポイント

◎脳の成長を邪魔する壁の正体は、情報不足と周囲の雑音。
◎素直な心と目標設定で乗り越えられる。

8. 単純なところから変えていく

○頭が良くなる仕組みはシンプル

脳が成長して頭が良くなるメカニズムは、赤ちゃんが成長する仕組みそのものです。

おぎゃあと生まれて最初は仰向けに寝転がっていますが、やがてハイハイを始め、立ち上がって、歩き出します。

歩くためには障害物を避ける必要があるので、周りをよく見るようになります。

また、近くの大人が「こっちにおいで」などと話しかけるので、その声を聞いて言葉を習得していきます。

要するに、**運動系・視覚系・聴覚系の3つの脳番地を上手に使えば頭が良くなるのです。**

見て、聞いて、動くことで頭が良くなる仕組みを、誰もが持っています。

先日、しばらくぶりに会った人の顔を見たら日焼けしていました。そこで「おお、黒いねえ」と言うと「ハワイに行ってきました」と言うので「どうだった?」と聞くと、「もう誰もマスクしてないですよ」という答えが返ってきました。

これだけの短い会話でも、見る・聞く・動く（口を動かして喋る）の3つがおこなわれています。そして、わずか1分足らずの間に、最新のハワイ情報が私の脳に入りました。

未知の情報は脳を刺激し、脳の枝ぶりを太くするための養分になります。したがって、この会話に自分の脳を使った分だけ、私は頭が良くなったわけです。

もともとの素材は誰でも大差ないのですから、頭の良し悪しは結局のところ、脳をどれほど使っているかの違いだけ。使っている分量が多いか少ないかというだけのことです。

その使っている分量を、野球に注ぎ込めば野球がうまくなり、絵に注ぎ込めば絵がうまくなるという、ただそれだけのシンプルな仕組みなんです。

◯とりあえず運動系を刺激する

「いつのまにか」見なくなっていたり、「気づかぬうちに」聞かなくなっていたり、動いている「つもり」で動かなくなっているときに、わたしたちは行き詰まりを感じます。

そういう状態になりやすいのは、40～50歳前後のビジネスマンで、やり慣れた仕事をロボットのようにこなしている人たちです。

脳の省エネ機能によって、繰り返される行動（やり慣れた仕事）が自動化されており、ほとんど脳を使わなくても仕事ができてしまうため、脳に新しい刺激が入らず、頭がわるくなりかけています。

行き詰まりを感じたときは、「見る・聞く・動く」の基本に戻ることが最善の対策です。とりあえず見る。とりあえず聞く。とりあえず動く。そうすれば、必ず現状を打開することができます。

この3つのうち、最初に見直すべきは運動系脳番地の使い方です。

体を動かせば必然的に目と耳も使うことになるので、まずは動くことから始めるのがもっとも簡単です。

その際、小さな動きから始めるのがポイントとなります。

いきなりハードルを上げると「すごい負荷がかかりそうだぞ！」と脳が察知して、「めんどくさい」という感情が発生しますので、今すぐできる簡単な行動（＝ベイビーステップ）を決めて、とりあえずそれだけをやります。

たとえば「椅子から立ち上がる」→「伸びをする」→「窓のところへ移動」→「窓を開ける」→「深呼吸する」といった具合に、ひとつずつベイビーステップを実行しましょう。もしそれすらも億劫であれば、ステップの内容を紙に書いてください。手を動かすことによって、運動系脳番地が刺激されます。

第３章以降で頭を良くする習慣をご紹介しますが、それも最初は小さなことから始めて構いません。すでに述べたように、努力よりも継続が大事です。

ここがポイント

◎頭が良くなる仕組みは「見る・聞く・動く」の３つ。特に運動系への刺激が重要だ。

第2章

頭がわるくなっていく習慣

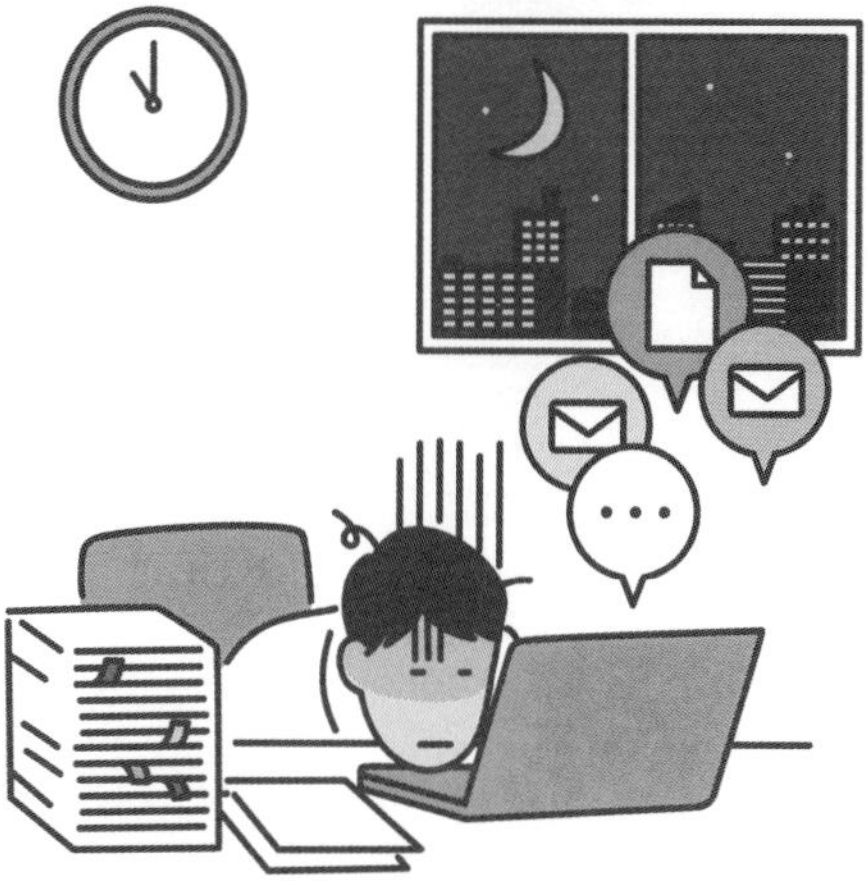

1. 頭を使っているのに頭がわるくなる?

○まじめな働き者こそワナにはまりやすい

40代後半から50歳ぐらいにかけて、自分のMRI脳画像を見て「あれ? おかしいな?」と感じたことがありました。

毎日忙しく働いて頭を使いまくっているのに、脳画像に写った私の脳は、成長している脳番地だけでなく、一部は明らかに機能低下していました。

実は、この脳の成長と脳の減退の両方に挟まれたパラドックスに陥っている人は少なくありません。とりわけ30代後半から50代の働き盛りと言われる年齢層に多くみられます。

私のクリニックにも、毎日がんばって頭を使って働いていた人が急に働けなくなり、困って相談にいらっしゃいます。

よくある症状のひとつは「言葉が出てこない」というもの。もうひとつは、やる気満々で喋ることもできるのですが「相手の言葉が頭に入ってこない」というものです。ＭＲＩ脳画像診断をすると、言語を司る左脳の前頭葉がうまく機能していません。

これは脳の「抑うつ」と考えられる脳の減退を示す脳画像所見です。精神科や心療内科などでうつ病の診断を受けていた人が、当院で脳画像診断をすると脳の減退所見が、しばしば認められます。

この左脳の前頭葉減退の所見は第一線でバリバリ働いてきた人が、何か適応できないことなどがきっかけでそうなってしまうのです。

○昭和的なワークスタイルが頭をわるくする

このような人たちの頭の中では、仕事に必要な脳番地が長時間にわたってフル稼働しているため、当然そこにエネルギーを集中せざるを得なくなります。

脳は基本的に省エネ仕様ですから、出番の少ない脳番地にはエネルギーを回したくないし、そもそも回せるだけのエネルギーが残っていません。

そうすると、仕事で使われる脳番地は精鋭メンバーになりますが、その他の脳番地は万年補欠のぐうたらメンバーになり、脳というチーム全体の活力を著しく低下させてしまうのです。

ここがポイント

◎仕事のためだけに頭を使っていると、脳の減退が起こり、結果的に脳全体としての機能も落ちる。

2. 仕事を優先しすぎる日本社会

○あなたは働きすぎていませんか？

脳に充分なエネルギーを行き渡らせるには、寝ることが絶対的に必要です。寝る間を惜しんで働く、というのがいちばんやってはいけないことで、おそらくあなたも「睡眠が大切だ」という情報を一度ならず耳にしてきたと思います。

それなのに、**なぜ多くの人が睡眠を削って働くのかというと、無意識のうちに、仕事を人生の最優先事項に据えているからです。**

人からの誘いを断りたいときに、本当はヒマでも「仕事が入っている」と言えば「それじゃあ仕方ないね」と許してもらえませんか？　それは「とにかく仕事が最優先」という価値観が、日本の社会全体に浸透している証拠ではないでしょうか。

自分のため、家族のため、世の中のために一生懸命に働くのは、じつに尊いことです。しかし、熱心に働くがゆえに頭がわるくなり、心身の健康を損なって働けなくなるのでは本末転倒でしょう。まじめに真剣に働いている人ほど、仕事第一という価値観を見直さなければなりません。

◯「仕事を辞めたい」は脳からのSOS

寝る時間を削って働き続けると、仕事を辞めたくなってきます。

厚生労働省の令和2年上半期雇用動向調査では、宿泊・飲食サービス、教育・学習支援、医療・福祉などが離職率の高い業種として挙げられています。

それらの多くに共通するのが「夜遅くまで働いて朝も早い」「夜勤がある」というふたつの要素です。

睡眠不足と昼夜逆転は脳の働きを著しく損ないます。その結果、体の疲れが取れなかったり思考や感情がおかしくなったりしていきます。

私のクリニックにも、仕事を辞めたいとおっしゃる方がたくさん来られます。理由をお聞きすると「体力的・精神的に苦しい」というのが直接の理由なのですが、脳画像を見ると、大半の方に明らかに脳の機能低下が認められます。

キャリアアップや夢を叶えるための離職・転職ではなく、ヘトヘトに疲れ切って辞めたいという思いは「頭がわるくなりかけているよ！」という、脳からのサインなのです。

ここがポイント

◎睡眠不足の状態で働き続けると確実に頭がわるくなり、ついには働けなくなることも。

3. 自分の意志で脳を使っていない

○開始と終了の区切りがないとダラダラ脳になる

何かの作業に取り組むときに時間制限を設けると、脳は活性化して、集中力を発揮することができます。

しかし、「いつ始めてもいいよ」と言われたらいつまでも始めないし、「まだ締め切りじゃないよ」と言われたらギリギリまで引き延ばします。

荷造りをしなければいけないのに、漫画を読み始めて止まらなくなった。パソコンで調べものをしている途中で、関係ない動画サイトに寄り道してしまう。その結果、多くの時間を無駄にして「ああ、自分はなんて頭がわるいんだろう」と悩んではいませんか？

仕事なら仕事、遊びなら遊び、というふうにパキッと脳を切り替えられれば、そんな悩みはなくなります。しかし現実には「わかっちゃいるけど、切り替えられない」という人が大半なのではないでしょうか。

○ON／OFFスイッチは思考系脳番地

そういう人たちの脳を調べてみると、左脳側の思考系脳番地に、未発達の部位が見つかります。その部位は「運動系脳番地に指令を出す」などの働きをもっており、「やる／やらない」を切り替えるスイッチの役割を果たしています。

始めたことが終わらなかったり、始めることさえできないのは、このスイッチを充分に使い込んでいないから。他の人から「はい、始めて！」「はい、やめて！」と言われればできるけれども、自分の意志で号令を出す経験が足りていないのです。

○スイッチを切り替える方法

切り替えが上手な人は、自分が今から何を始めようとしているのか、何を終えようとしているのかを「具体的に」「明確に」設定しています。目的がボンヤリしていると、脳はどの脳番地を起動すればいいのか判断できません。

また、最初に述べたように開始と終了の時刻を明確に決めていないと脳はサボります。**欧米人に言わせると「日本人は終わりの時間を決めない」のだそうです。**確かにサービス残業などは、そのいい例でしょう。

いつまでかかってもいいから終わるまでやる、というのはある種の美徳かもしれませんが、頭が良くなる習慣では決してありません。

そして**もうひとつ大切なのが、「○時から○○を始める！」「○時に○○をやめる！」と強く思う、実際に声に出す、文字で書くなど、自分の意識を確実に脳に伝える手段を持つこと。なんとなくふわっと思っているだけでは脳に伝わりません。**

ここがポイント

◎行動の開始と終了を明確にしないと、
時間を浪費するだけの非生産的な脳になる。

4. 頭をわるくする脳の使い方

○概日リズムに逆らうと脳が不健康になる

地球上の生き物は体内時計を持っていて、地球の自転周期に同調することで生命を維持しています。われわれ人間も例外ではありません。脳の中に「時計遺伝子」という遺伝子群があり、1日24時間の概日リズム（サーカディアンリズム）が組み込まれています。太陽が昇れば起きて太陽が沈めば眠る、というのが本来もっとも自然で健康な生き方なのです。

時間経過の感覚は記憶系脳番地を強く刺激します。

ですから、昼夜逆転など概日リズムを狂わせる生活を長く続けると記憶力が落ち、集中力の低下にもつながります。

本来の概日リズムと実際の生活リズムとのズレ幅が大きくなればなるほど、元に戻すのがしんどくなります。

海外との時差の関係上どうしても夜中に会議が重なるとか、夜勤のある職業に就いている場合は、夜勤明けに2時間前後をめどに睡眠をとる・日中は起きている・夜はいつもと同じ時刻に就寝する、という3つの習慣によって概日リズムを取り戻しましょう。

◯最大の敵は睡眠不足！

概日リズムを狂わせる最大の要因が夜更かしです。

2017年に「睡眠負債」という言葉が新語・流行語大賞の上位に選ばれたことからも、現代人にとっては寝不足が当たり前のようになっていると思われます。

いくつかの国際データによると、先進国のうちで日本がもっとも睡眠時間が短く、特に中年女性の睡眠時間が世界一短いという結果が出ています。

睡眠の長さだけでなく、深さも同じくらい重要です。

睡眠には、深い眠りに導かれる「ノンレム睡眠」と浅い眠りである「レム睡眠」の2種類があり、一晩のうちに何度か交互に繰り返されて、睡眠リズムを刻んでいます。

脳はこのリズムにのっとって、日中に経験した出来事や感情を整理し、ノンレム睡眠の深睡眠期には、1ヘルツの脳波となる徐波がおこり、記憶が定着しやすい時間を作ります。

睡眠リズムが狂うと、不安や怒り、不快な出来事などの不要な情報が取り除かれずに残ってしまい、記憶力が低下するだけでなく、心身にも悪影響を及ぼします。

寝つきがわるい、ひんぱんに悪夢を見る、睡眠中に呼吸が止まる、夜中に何度も目が覚める、夜間に咳き込みがある、日中ひどい眠気に襲われる、などはすべて睡眠障害です。

こうした症状があるときは、睡眠不足で頭がわるくなりかけているサインだと思って間違いありません。そのままに放置せず、専門医を受診してください。

ここがポイント

◎太陽とともに起きて寝るのが脳本来の自然なリズム。
◎日中に眠くなるようなライフスタイルは頭をわるくする。

5. 知識だけではどうにもならない

○どうすればいいか知っているのに……

私は企業コンサルもしており、「スキルアップしたい」とおっしゃるビジネスマンの皆さんに「それなら生活リズムを整えて8時間寝てください」とお伝えしています。

しかし、実際に8時間寝る人は、残念ながら一部の人たちだけ。三日坊主で続かないというならまだしも、「一度でよいので、夜22時前に寝てください」とお願いしても一度も実践しない人が少なくないというのが現実です。

頭が良くなる仕組みは「能書き」ではなく「実践」です。

何十冊も本を読んで、高額のセミナーを受けて素晴らしいノウハウを山ほど知っていようとも、実際に体を動かすことなくしては何も始まりません。

○実践してから結論を出す

第1章で「素直な心」が大切だと述べたのは、まさにこのことです。

「ドクター加藤が『睡眠不足はいけません。最低8時間は寝ましょう』と言っていた。じゃあ、今夜から23時に寝よう」と決めて、本当に23時にベッドに入る――そういう素直さが頭を良くしていくのです。


あるいは逆に「疑う」というアプローチもあります。

「加藤先生は7時間以上寝ろと言っていたけれど、嘘か本当かわからない。だから試しに8時間寝てみて、効果のほどを検証しよう」というやり方です。

それも一晩だけでは判断がつかないから、とりあえず1週間やってみる。それでもわからなければ2週間続けてみる……そうやって実践していく中で「自分はどうも寝つきが悪いようだ」とか「物音で目が覚めてしまうことが多い」などの気づきがやってきます。

すると「寝室の照明を暗くしてみよう」「耳栓をつけて寝たらどうだろう」「アイマスク

も効くかもしれない」など、みずから考えて工夫するようになり、思考力や発想力、実行力などが鍛えられていきます。

ここがポイント

◎頭を良くする方法を知っていても、それを実行しなければ頭は良くならない。

6. 他人によって頭をわるくさせられている

◯植えつけられた尺度

右利きは普通で左利きは変だ。
A大学の卒業生は賢くてB大学の卒業生はバカだ。
マンション上層階の住人はリッチで下層階の住人は収入が少ない。
このような思い込みを多くの人が持っており、頭の中で優劣をつけています。

その際たるものが偏差値教育で、教師や親や友だちから「偏差値30とは絶望的だね」「どこにも進学できないかもよ」などと言われ続けた子どもは、自分は頭がわるいんだと信じ込んでしまいます。

○心理的に追い込まれる

私が通っていた小学校には男の子が5人しかいませんでした。その中にひとり、抜群に成績のいい子がいました。それに比べて私は、全く、座学がうまくいきませんでした。あまりにも成績がわるいので、母親が担任に相談されたこともありました。

どうして彼がそんなに勉強できるのか、どうして自分がそんなに勉強できないのか？　今でこそ脳科学で説明できますが、当時の私にはもちろんそんなことはわかりません。すると「自分より彼の方が頭が良いんだ」と思い込んでしまう。テストの結果だけに影響されて、心理的に取り残されてしまうのです。

ビジネス社会では、単純な作業に時間がかかるタイプの人が「遅い！」と叱られる場面が多く、パワハラ傾向のある上司に罵られたりすればなおさら、自分は頭がわるいに違いないと考えるようになります。

ところが、こういう人の頭の中を実際に調べてみると、必ずしも脳が止まっているとは限りません。それどころか、いろいろな脳番地が活発に働いている可能性の方が高いぐらいです。

ではなぜ作業に時間がかかるのかというと、そういう人は「これやっといて」と言われたことをすぐに行動に移すより、前もって深く考えてから動いた方がうまくいく脳を持っているからです。

その作業に関わる情報を脳内で前後左右に迂回させ、多くの脳番地を経由してじっくりと吟味しているので、時間がかかって当然なんです。

子育てにおいても、親はつい子どもがグズグズしていると「早くしなさい！」と叱ってしまいがちですが、子どもの個性を伸ばしてあげるためには「スピードを重視することは深さを犠牲にすることでもある」ということを知っておいてください。

○自分はどう思っているの？

目に見える成果を出すのは確かに大事なことです。しかし、なぜそうなるのかという理由を確かめないで他人の判断を鵜呑みにしていると、自分を見失ってしまいます。

人間の脳は、新しい経験をすればおのずと変化します。経験値の大きさによっては昨日と今日とで別人のように変わることだってありえます。

ですから、毎日のように自分で自分を確認（自己認知）する習慣を持たないと、周囲の人がそれぞれ勝手な物差しであなたを褒めたり、けなしたりするたびに気持ちが大きく揺れ動き、自分の頭が本当は今どういう状態なのかわからなくなってしまいます。

ただし、「他人の意見をひとつも聞くな」というのではありません。

信頼できる人の意見には大いに耳を傾けるべきです。具体的には、ずっとあなたを観察してきた人、物事を長期的に捉える能力に長けた人、利害関係のない第三者の立場で助言してくれる人、またはあなたが個人的に尊敬している人などです。

私の場合は、母親が貴重な助言者です。離れて暮らしているにもかかわらず、私以上に私のことをよく見ています。私の方から相談事を持ちかけることはないのですが、なにげない世間話の中で「少し疲れているんじゃない？」などと、私自身が気づいていない視点を与えてくれるので、私自身が気がつかない部分から自分を振り返るきっかけになっています。

ここがポイント

◎他人の意見を鵜呑みにすると、自分の頭の状態を正確に判断できない。的確な助言をくれる信頼できる人を持とう。

7. 5つの良くない習慣をやめて頭は良くなっていく

◯やめるべき習慣①「休日をただ寝て過ごす」

休みの日には平日分の疲れを回復しなければいけませんが、脳は「寝溜め」ができないので、1日中ゴロゴロしてもあまり効果はありません。

脳にとっての「回復」とは、ふだん酷使している脳番地とは別の脳番地を使うこと（私はこれを「脳番地シフト」と呼んでいます）。デートをする、マッサージを受ける、映画を見に行くなど、平日とは違う活動をすることです。

掃除や洗濯、子どもの遊び相手をするなど、平日にできないことを週末にまとめてやるのもよいですが、それを「義務」として捉えている人は要注意。物事を義務的にこなすだけでは思考系脳番地が弱くなります。気分が上がる音楽をかけるなど、楽しくできる工夫をしましょう。

平日と休日の区別を明確にせず、代わり映えのない毎日をやり過ごしていると、脳全体の活力が下がります。また、長期記憶に残るような経験がないため、とりわけ記憶力の低下を招きます。第3章を参考に、記憶力を高める「振り返り」の習慣を休日に取り入れるといいでしょう。

○やめるべき習慣②「スマホを見ながら寝落ちする」

スマホの明るさが、眠気をつくり出すメラトニンの分泌を一気に抑えてしまい、入眠、熟睡を妨げます。特に、夕方以降の夜間は危険です。

スマホに熱中しているときの脳は覚醒レベルが低く、脳全体の働きが著しく低下しており、それを補うかのように、強い覚醒・興奮作用をもつアドレナリンやドーパミン（通称・快楽ホルモン）が放出されます。快楽ホルモンの強い刺激に慣れてくると、脳はもっと強い刺激を欲しがるようになり、ますますスマホにのめり込んでいきます。

長時間小さな画面を見続けると、眼球がほとんど動かないため、自発的に眼球を動かして見たいものを見るという選択的な視覚認知力が低下し、視覚系脳番地の刺激が限定されます。スマホ依存症の人は、「人の話を聞いていられない」「相手の気持ちが理解できない」「物忘れがひどい」などの症状が増強していきます。

さらに、対人関係がギクシャクしたり仕事でミスが増えたりと「頭のわるい」行動につながってしまいます。

◯やめるべき習慣③「食事の時間が不規則」

食事の時刻が日によってバラバラだと、概日リズムが狂います。

必ずしも1日3食である必要はありません。とりわけ朝食に関しては、食べることで脳を覚醒させる効果がある一方で、食べない方が調子がいいという人もいます。3食分に相当する量を小分けにして数時間おきに食べる〝ネコ食い〟派の人もいますね。

ただし、食事と食事の間があまりに長いと血糖値が下がり、脳がエネルギー不足になってしまいます。神経細胞はグルコース（ブドウ糖）にたいへん敏感で、低血糖の状態だと頭が働かないだけでなく、ひどい場合には失神することもあります。

何パターンか試してみて、自分に合った食事スタイルを見つけましょう。

○やめるべき習慣④「食べすぎ・飲みすぎ」

お腹いっぱいの状態よりも空腹時の方が頭が冴える、という経験はありませんか？　食べすぎ飲みすぎでお腹が張ると、脳に血流が回っていかず、イライラしたり気が散ったりして頭の働きが鈍ります。

夜食は、寝不足を招くのでおすすめできません。むしろ、夜食が欲しくなるほど遅くまで起きているのをやめましょう。

間食はしてもいいですが、お菓子が大好きな人は要注意！　砂糖を摂取するとドーパミンというホルモンが分泌されます。ドーパミンは幸福感を高めたり、やる気を促す働きがあるのですが、甘いものを食べすぎるとドーパミンが過剰に分泌されて「砂糖中毒」を引き起こします。また、ラットを使った実験では、記憶力の低下も確認されています。

ちなみに、甘いものには脳をリラックスさせる効果があります。食べるなら仕事を始める前ではなく、長時間同じ仕事をしたあとがおすすめです。

◯やめるべき習慣⑤「呼吸が浅い」

脳がうまく機能するために、糖分と並んで欠かせないのが酸素です。

呼吸によって空気中から肺の中へ取り込まれた酸素は、血流に乗って全身を巡ります。脳に運ばれた酸素は、そのとき活動している神経細胞に受け渡されます。脳番地の枝ぶりが新たに成長しようとするときには、特に大量の酸素が消費されます。

呼吸が浅いと、充分な酸素が全身に行き渡らないため、頭がわるくなるだけでなく体の調子もわるくなります。

自分の呼吸に注意を向けることは、自己認知力の改善にもつながります。**ゆったりと深呼吸をしていると、対外的な心配事や悩み事などから思考が離れ、自分自身に意識が集中します。**そうした時間をまったく持たず他人のことばかり考えていると、「他者分析」を司る右脳と「自己分析」を司る左脳のバランスがいびつになって、頭をわるくするような先入観に振り回されてしまいます。

ここがポイント

◎休日の過ごし方・スマホとの付き合い方・食事の摂り方・呼吸の仕方を見直そう。

8. 能力別・頭がわるくなる習慣

◯判断力を下げる習慣

判断力は、望ましい事柄と望ましくない事柄を選り分けて比較する能力です。

奥さんに「何食べたい？」と聞かれるといつも「何でもいい」と答える、同僚とランチに行くと必ずみんなと同じメニューを頼むなど、**日頃から自分で選ぶ・自分で比べるということをせず、他人任せにしていると判断力は落ちていきます。**

パン一個買うにしても「どの店で買うか」「どの道を通って店に行くか」「どのパンを買うか」「どのレジに並ぶか」「現金払いにするか、キャッシュレスにするか」など、選択肢がたくさんあります。判断力を鍛えようと思えば、日常のあらゆる場面がチャンスになります。

しかし、睡眠不足などで前頭葉の働きが低下していると、そうしたチャンスを無意識のうちに避けてしまいます。

また、判断力があるように見えて実はそうでもない、というケースも見られます。

たとえば、「おすすめ」と聞くとすぐ買ってしまう人。即断即決で判断力が優れているように見えますが、実際には、情報を得てから最終判断にいたるまでの思考が短絡化しているんです。こういう人は、しばらく経ってから「しまった。もうちょっと考えてから決めればよかった」と後悔することが多くなります。

〈判断力を下げる習慣の例〉

- **食事を終えたあと食器を片づけない**
- **初対面の人に必ず学歴や肩書きを訊く**
- **缶コーヒーのガブ飲み**
- **1年を通して季節感のない服を着ている**
- **短距離の移動でもタクシーを使う**

○説得力を下げる習慣

説得力とは、相手の話をよく聞いて理解し、整理して伝える能力です。

説得力は言語能力の問題だと思われがちですが、そうではありません。相手が何に困っているか、何を必要としているかを充分に理解した結果として出てきたものが言葉になるだけです。

たとえば、私のクリニックに「転職したい」という人が来たとしましょう。

今の会社を辞めたいなら辞表を出せば済むことで、わざわざ時間とお金をかけてクリニックに来る必要はありません。それでも来たということは、別に知りたい何かがあるはずです。

そこで私は本人の話に耳を傾けます。そして、なぜ今の会社を辞めて転職したくなったのか？　本当に辞めたいのか？　辞めたあとどうしたいのか？　といった詳細を理解していきます。

その結果、「ぜひ転職した方がいい」と言うべきか「辞めない方がいい」と言うべきかが明らかになり、相手にとって最適な答えを導くことができるんです。

相手への理解を抜きにした上辺だけの付き合いや、人と接すること自体を避けるのが習慣になっていると、説得力は身につきません。

また、正義感の無い人は説得力が生まれません。自分でいつも「正しさとはなにか」「どうすることが正しい行動なのか」を考え、自分の判断を客観視することで、確実に、説得力が上がります。

説得力を鍛えるためには、年齢・性別・文化的背景などが異なる人たちと交流し、自分が知っている人間のバリエーションを増やすことも大切です。生身の人間はもちろん、小説や映画などの登場人物も含めて、様々なタイプの人と出会うように努めましょう。

〈説得力を下げる習慣の例〉

- **家族の話に「ああ」「そう」など生返事で応じる**

・「どうでもいい」が口癖
・相手の発言をとりあえずおうむ返しする
・連絡手段がテキストのみ（電話・ビデオ通話を避ける）
・物の置き場所を決めず、あちこちに散乱させている
・正しさの有無に関係なく迎合する人
・流されやすい人

○発想力を下げる習慣

発想力とは、新しいアイディアを生み出す能力です（実現するかどうかは関係ありません）。

〝新しい〟ことをしようというのですから、新鮮な情報に対して貪欲になる必要があります。

新鮮な情報をたくさん持っているのは、やはり自分より若い世代の人たちでしょう。

年下の人に教えを請うのは恥だとか照れ臭いとか言って避けるオジサンが多いですが、

それこそ私が「オジサン脳」と呼んでいる状態です。

慣れ親しんだことだけを繰り返し、新しい情報を遠ざけていると、脳に刺激が入らないため、頭がわるくなっていきます。

やみくもに流行を追うわけではありませんが、最初に拒絶してしまったら何も始まりません。食わず嫌いで終わらせないで、とりあえず味見してみましょう。好きでなければ二度と食べなければいいだけです。

脳の性質上、未知の情報に対して興味を感じにくいのは当たり前なのですが、「発想力を上げるため」という目的を与えてやると、脳は動きやすくなります。

〈発想力を下げる習慣の例〉

- **「行きつけの店」や「いつもの席」にこだわる**
- **シャンプーなど日用品のブランドを変えない**
- **デリバリーやコンビニ弁当ばかり食べる（自炊をしない）**
- **歩きながら、食べながらスマホを見る**

・靴下を脱ぎっぱなしにする
・カラオケのレパートリーが変わらない人
・一般論ばかり言い始める人

○理解力を下げる習慣

理解力とは、物事の仕組みや筋道、言葉の意味、人の気持ち、その場の状況などがわかる能力です。

目や耳を通して得られた断片的な情報をそのまま受け取るだけでなく、分析したりつなぎ合わせたりして人の言葉や表情の裏にある想いを推測したり、振る舞いや服装などからその人の職業を推理する能力も含みます。

何がどこに置いてあるかわかる、という空間把握能力も理解力のひとつです。

理解力のない人は、見ているようで実は見ていない、聞いているようで実は聞いていないない可能性があります。そもそも情報が不足していて、理解のしようがないのです。

また、外から入ってくる情報を処理するためには大量のエネルギーを必要とするため、脳が嫌がって「めんどくさい」と思いがちです。

そうすると、物事を深く考えなくなり、すでに知っている情報や身についている方法論だけで対処しようとしますので、「頭が固い」とか「考え方が古い」と言われるようになります。

つまり、自分のやり方に固執していると理解力が落ちるということ。先の発想力もそうですが、理解力を高めるためには新しい情報に興味をもつことがとても大事です。そのためには、最新の情報に耐えずアンテナを張って、大人の学びを継続できることが必要です。知らないことは謙虚に人から教えてもらいましょう。

〈理解力を下げる習慣の例〉

・衝動買いや無駄遣いが多い

・知らない漢字を調べずに平仮名で書く
・買い物はネット通販のみ（実店舗に行かない）
・お掃除ロボットで掃除する（拭き掃除・掃き掃除をしない）
・美容院、理髪店に行くのが年に一度だけ
・習い事をしない
・知らないことをそのままにして調べない

ここがポイント

◎知らないうちに能力を下げている習慣がたくさんある。

第3章
頭が良くなっていく習慣

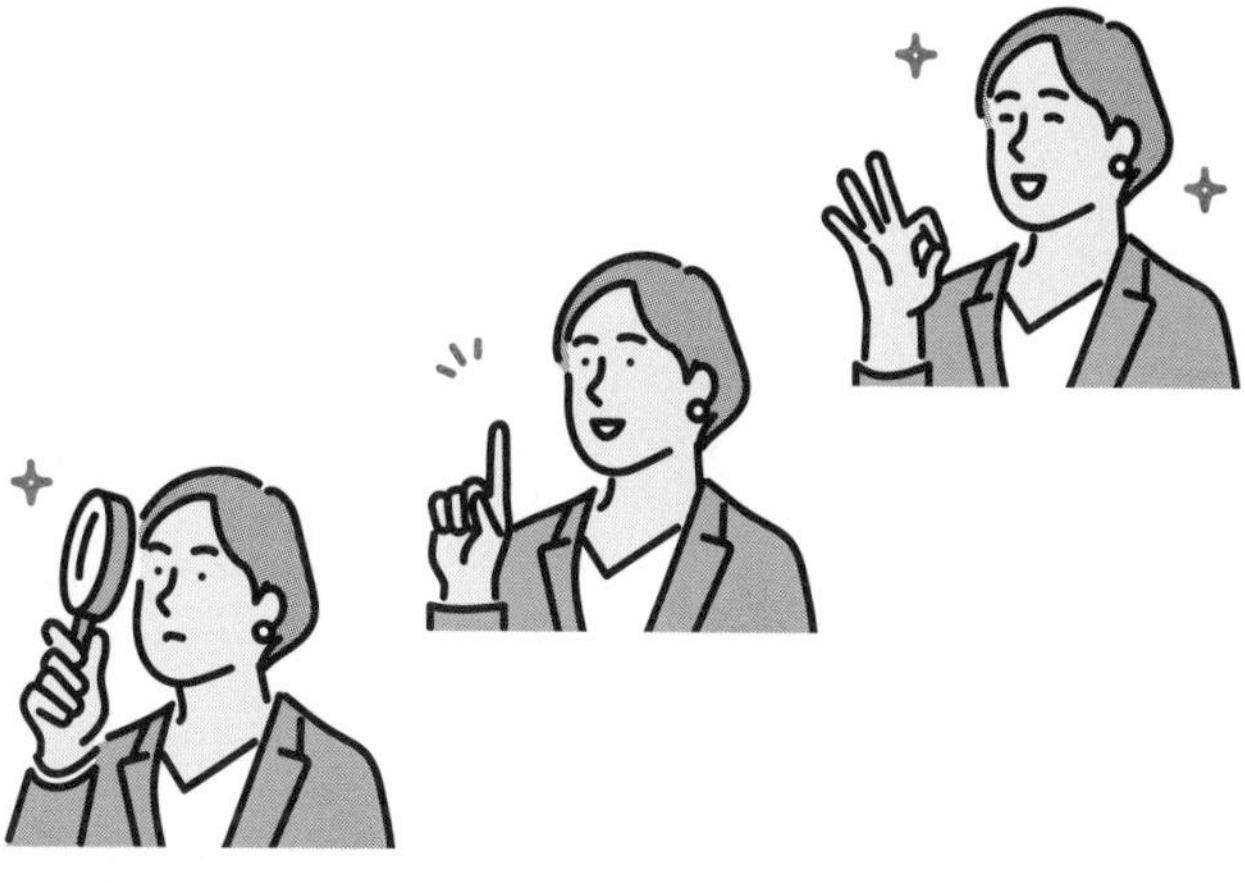

1. 頭が良くなったと「実感」できる習慣を持つ

○自分の状態を記録する

筋トレやダイエットを成功させるには、鏡に映る自分の体型や体重計の数字を見て「痩せてきたな」「筋肉がついてきたぞ」と実感することが大切です。

自分の変化をリアルに感じられなければ、習慣として続けることはできません。

頭が良くなる習慣も同様に、頭が良くなってきたことが実感できる習慣でなければいけません。

ところが、風邪が治ると風邪をひいていた間のことを忘れるのと同じで、人間は頭の状態が良くなると、それ以前の状態を忘れてしまいます。「昨日の自分に比べて今日の自分の方が頭が良くなっている」という自覚を持ちにくいんです。

そこで役に立つのが「記録」です。文字や写真や映像で記録に残しておけば、あとで振り返ったときに、自分の変化をありありと感じ取ることができます。

私が患者さんに脳トレを指導するときにも、必ず最初に顔写真を撮ってもらうようにしています。後日ふたたび顔写真を撮って、見比べてもらうためです。

脳の状態は不思議と顔つきに出るもので、半年後、1年後の顔と比べて見ると、違いがはっきりわかります。

○2週間で変化を実感してみよう

自分の頭が「わるくなっていく感覚」と「よくなっていく感覚」の両方を知っておくと、より実感を得やすくなります。

ひとつ、私自身の経験をお話ししましょう。

私は幼い頃、文字をスラスラ音読できない学習困難を抱えていました。「音読困難症」といって、文字は見て認識できるのに、文章を声に出して読むときに使う脳番地が未発達なために引き起こされる症状です。これを大学生になってから克服するために、私は「『般若心経』を暗唱する」という実験をやってみました。

すると継続して毎日のように般若心経を読み上げていると、人と会話をするときにスムーズに言葉が出るようになったと感じられました。しかし、しばらく般若心経を口にしないでいると、あからさまに言葉が出にくくなることが実感できました。

この経験的事実を通して、私は「継続して言葉を声に出す練習をすれば、上手に話せるようになる」という実に単純明解な〈方程式〉に気づくことができました。

みなさんもぜひ、実験をしてみてください。実験期間は2週間です。

まずは習慣をひとつ決めます。複数の習慣を同時にやると、どの習慣がどう効いたのかわからなくなるので、ひとつに絞りましょう。

最初の1週間は、その習慣を毎日やって、どんな変化が感じられたか記録しておきます。

2週目は、それをまったくやらずに過ごし、感じられた変化を記録していきます。

記録を取る際には、明確に数値化するのがポイントです。もし自転車をこぐのであれば「たくさんこいだ」のような曖昧な表現でなく、こいだ時間や移動した距離を〝数字〟で書き残してください。

2週間経ったら、記録を読み返します。すると「2時間自転車をこいだ日は、仕事がはかどって定時に帰れた」のように、因果関係が見えてくるでしょう。

つまり〈こうすれば頭がよくなる〉という自分なりの方程式ができるんです。そうしたら、あとはもう実践あるのみです。

ここがポイント

◎自分の頭の状態をこまめにチェックして、頭が良くなっていく実感・わるくなっていく実感の両方を知っておくとよい。

2. 記録と振り返りを習慣づけよう

○記録しないと気づけない

夏休みの宿題で、朝顔の葉が何枚出たとか、茎が何センチ伸びたとか観察日記をつけたことはありませんか？　日記をつけている間は、朝顔の状態を明確に把握して成長の度合いを理解することができますが、途中で記録をやめると「いつの間にか育ってた」「いつの間にか枯れてた」となります。

いつの間にか……なんてことは実際にはないはずで、必ず何かしらの原因が存在しています。もしも朝顔が枯れてしまったならば、葉が萎れたり害虫がつき始めたときに気がつかず、水をやるなり殺虫剤を使うなり、適切な行動を選ばなかったのが原因でしょう。

しっかりと観察記録をとっていれば、朝顔の様子がおかしくなり始めた段階で「これはどうもよくない方向へ進んでいるぞ」と気づけます。そして、手遅れになる前に対策が立てられたはずです。

○「感じ方」と「事実」を混同しない

私のところへ来られる患者さんから話を聞くと「急に頭が働かなくなった」と訴える方が多いのですが、〝急に〟脳の状態が落ちるということは、実際にはまずありません。もっと前から少しずつ低下していたのを自覚していなかった——というのが真相なのですが、人事異動や身内の不幸など大きなストレスがかかったときに初めて気がついて、突然ポキっと折れたかのように感じられてしまうんです。

さらによくないことには、今現在の頭がわるくなった状態がこの先も永遠に続くと思い込み、このまま働けなくなったらどうしよう……とパニックを起こしてしまいます。

だからこそ、自分の状態をこまめに記録しておくことが大切になってきます。

記録によって現状が明らかになれば、頭が良くなる方向／わるくなる方向のどちらへ傾いているかがわかり、自分が望む方向へと舵を切り直せます。

記録→振り返り→行動を繰り返す

集めた記録は定期的に振り返ることが重要です。先の実験でしたように、1週間分なり1ヶ月分なりの記録を目の前に並べ、あらためて見返していきます。

すると「今週は水曜日に10キロ歩いたけど、効果は今ひとつだなぁ。距離は短くてもいいから、回数を増やしてみようか」といった具合に気づきとアイディアが湧いてくるので、それを行動に移します。

こうした「記録↓振り返り↓行動」のループによって、小さなトライ&エラーの経験を積み重ねていくことができます。第1章で述べたように、その経験値の大きさが頭を良くしていくのです。

ここがポイント

◎自分の頭が良くなった／わるくなった原因を突き止め、行動に落としこむ。その繰り返しによって頭が良くなっていく。

3. 自己認知を深めるために

○自分を知るには練習が必要

記録→振り返り→行動という一連の作業は、自分が今どんな状態で、何をしていて、何を感じていて、どこへ向かおうとしているのかを客観視する能力――すなわち自己認知の感度を高める練習でもあります。

第2章で述べたように、自己認知が充分でないと、せっかくよい習慣を始めても途中でわけがわからなくなり、頭がわるくなる方へ引き戻されてしまいます。

自己認知が正しくなされていれば頭は良くなるわけですが、残念ながら脳の仕組みは自分自身を直接的に知れるようにはなっていません。だから練習が必要なのです。

○これまでの人生経験を振り返る

自己認知を深めるために私が実践しているのは、人生経験（＝自分という人間を構成している要素）の振り返りです。次のような項目を挙げて、事実を書き出していきます。

・どの時期に誰の影響を一番受けていたか
・何が失敗で、何をうまくいったと自分で考えているか
・どんなジャンルの本を読んだことがあるか
・どういう音楽を聴いたことがあるか
・どういう男性／女性とつきあったことがあるか
・何のグループに属したことがあるか
・どこの国に行ったことがあるか
・どういう仕事に就いたことがあるか
・どんな思想や政党を支持したことがあるか

・自分がすぐ行動に移すのはどんなときか
・自分が嫌な感情を抱くのはどんなときか

この作業を半年ないし1年に1回程度、定期的におこなうことで「私ってこういう人なんだ」というイメージが明確になっていきます。

毎晩寝る前に日記をつけるのも、自己認知力を高めるのによい習慣です。
今日一日で自分が感謝している人や物や出来事を列挙する「感謝日記」、我ながらよくできたと思うことを褒め言葉とともに書き出す「褒め日記」などが簡単でおすすめです。箇条書き程度でも構いません。

ちなみに、**「振り返る」とは「思い出す」ことなので、記憶力アップに効果があります。日記アプリなどを使わず手書きにすれば、運動系脳番地も刺激できます。**

ここがポイント

◎継続的に頭を良くするために、自分自身を定期的に振り返ろう。

4. 簡単にできることがたくさんある

○日常の些細なことをしっかりとやる

わたしたちには「やっているようで実はやれていないこと」がたくさんあります。

歯磨きしているのに虫歯ができるのはなぜでしょう？　磨いているつもりで実際には磨けていないからです。間食を控えているのに痩せないのはなぜですか？　食べていないつもりで実際には食べているからですね。

頭が良くなることに関しても同様です。**しっかり眠れているか、適度な運動をしているか、食べ過ぎていないか、深い呼吸ができているか……日常のきわめて些細なことをやるかやらないかで頭の良し悪しに大きな差が出ます。**

新しい習慣を取り入れる前に、今の自分が何をしているか／していないかを、いま一度しっかり確認しておきましょう。

○知識を行動に落とし込む

頭を良くするために「こうするといいよ」という情報を得たら、なるべく早く、生活の中に取り込みましょう。

今日この本を読んで「7時間寝ましょう」と書いてあったなら、来週でも3日後でもなく今夜から、7時間睡眠を始めるんです。

上智大学名誉教授の渡部昇一先生は生前、お話しさせていただいた際に、「本を読んでいいことが書いてあったらしばらくやってみて、ダメだったら取り入れないし、よかったら取り入れる」とおっしゃっていました。

もしかすると、長いあいだ知識偏重の教育を受けてきたために、漢字テストや計算ドリルのように「最初から正解が決まっていること」でないと怖くて手が出せない人が多いのかもしれません。

しかし、右肩上がりに頭を良くしていきたいならば、「何が正しいかわからないけど、やってみよう」という一種の軽さ、柔らかさが必要です。

知識だけで終わらせてしまうのは、スタートを切る前にゴールした気になっているのと同じなのです。

○今すぐできることをする

とはいえ、不慣れなことを始めるのは脳にとって「めんどくさい」ことではあります。

最初から完璧を目指すと心理的にもハードルが上がりますので、あまり大仰に構えずにとにかく最初の一歩だけ踏み出しましょう。文字通り「今この瞬間」にできることは意外とたくさんあります。

第4章で具体的な行動の例をご紹介していますが、その中の**「周囲の音に耳を傾ける」「左手を使う」「ゆっくり呼吸する」**などは、**まさに今すぐできることですね。**

やらない理由（言い訳）が思いつかないぐらい簡単なことでもいいのです。できなかった日があれば、次の日から再スタートしましょう。頭は使えば必ず良くなります。自分の脳が持つ可能性を、あきらめないでください。

ここがポイント

◎習慣は実際に試してみないと効果がわからない。
◎あまり考えすぎないで、小さな一歩を踏み出そう。

5. 脳を広範囲に使おう！

○ワクワクすること、楽しいことをする

今から10年ほど前、学会に出席するため中国を訪れたときのことです。いつもなら初めての街に行くとすごくワクワクするのに、どういうわけか、ちっとも楽しくありませんでした。これはおかしいぞと思って鏡を見たら、顔がこわばっていました。

表情の豊かさは、脳の柔軟性を反映しています。そのときの私は明らかに頭が固くなっていました。

どうしてだろうと考えてみると、思い当たることがありました。ふだんは一人旅か家族旅行だったのですが、その学会には家族ではなく、スタッフを連れていきました。その責任感や緊張感に睡眠不足もあいまって、いつもと脳の使い方がかなり違っていたのです。

脳の柔軟性は「脳の頻繁に使われる部位は柔らかく即座に反応しやすく、使われない部位は活動しにくくなり硬直する」という単純な仕組みになっています。私はスタッフらを気にかけることに重きをおいて脳を使っていたので、日本にいるときとは違って硬直するのは当たり前でした。

それ以来、学会へは一人か家族と行くことを習慣にしたら、楽しさが復活しました。

ワクワクしたり楽しいと感じるとき、人は脳の広範囲を使っています。反対に、つまらないとか面白くないと感じるときは、脳の一部しか使えていないということです。脳をたくさん使うほど頭が良くなりますから、楽しいことは遠慮しないでどんどんやっていきましょう。

○元気なお年寄りの習慣を見習おう

100歳になっても認知症にならず、脳がしっかり働いている人たちは、例外なく、**頭が良くなる習慣を持っています。それは食習慣、運動習慣、知的趣味の3つです。**

食事に関する習慣は「自分の体調を気づかう習慣」でもあります。食事に気をつけていると「肉を食べると調子がいい」とか「早食いすると体調が崩れる」といった因果関係がわかるので、理解系脳番地が活性化します。また、**よく噛んで食べることで運動系脳番地を、楽しんで食べることで感情系脳番地を刺激することができます。**

運動習慣は散歩や体操、畑仕事などですが、たいていは「早起き」とセットになっています。運動系脳番地だけでなく、起床時刻を覚えておく／思い出すことで記憶系脳番地も鍛えられます。

知的な趣味を持つことは「学びの習慣」とも言い換えることができ、思考系脳番地と理解系脳番地にたいへんよい影響を与えます。外国語の勉強、楽器の練習、将棋、天体観測など、趣味の内容は人それぞれ。１０５歳で亡くなるまで聖路加国際病院の院長などを歴任された日野原重明先生は、最晩年までミュージカルに出演されていました。

もちろん、元気なお年寄りが全員同じ習慣を持っているわけではありません。それぞれ違った得意や興味があり、その延長で好きなこと、面白い、楽しいと感じることを習慣にしているだけなんです。

こういう方々を見ていると、頭を良くすることは決して苦行ではない、ということがよくわかります。**一日一日を楽しんでいれば、勝手に頭が良くなっていき、認知症にもかからない。人生百年時代に必要な頭の良さは、まさしくこういうものでしょう。**

◯今ある習慣に少しだけ負荷を加える

現時点であなたはどんな習慣を持っているでしょうか？

いい習慣を持っているのなら、それを基準にして少しだけ負荷を上げてみましょう。マンネリ化を防止して、さらに頭を良くしていくことができます。

その際のポイントは「少しだけ」というところです。

あまりにも差異が大きすぎると脳が警戒して嫌がるので、サーフィン＋ダイビング（どちらもマリンスポーツ）、クラシックコンサート＋ロックフェス（どちらも音楽）のように、同じ分野の中で幅を広げるといいでしょう。

○つきあう相手を変えてみる

人づきあいにも同じことが言えます。異業種交流会はその典型ですが、同じ業界の中でも自分とは違う職種の人と話をするなど、会う人の種類をちょっと変えてみましょう。

人に会うときのポイントは、自分が欲しいと思っている要素を相手の中に見つけようとする意識です。つまり「尊敬できる人」を探すつもりで人に会うということです。

何度もお伝えしていますが、脳は他人の影響を非常に受けやすくできています。周りにいる人が良くも悪くもお手本になるので、自分にとって望ましいお手本になる人を持つことがとても大切です。

洞察力を高めたいと思ったら、洞察力が高い人を見つける。怠け癖をなくしたいと思ったら、怠け者を遠ざける。そうやって人づきあいに変化を招き入れることで、自分の脳がデザインできるんです。

自分の頭がわるくなっていると感じたときには特に、尊敬する人を変えてみましょう。

ここがポイント

◎楽しいことを習慣にしよう。すでにある習慣には少し変化を付け足すと、頭が勝手に良くなっていく。

6. 脳の底力を上げる習慣

○質の良い睡眠が基本中の基本！

もう飽き飽きしているかもしれませんが、大切なことなので繰り返します。

睡眠の習慣は絶対的に必要不可欠です！

世の中には「私はショートスリーパーで、4時間ぐらい寝れば大丈夫です」という人が一定数います。モーツァルトやナポレオンなどが有名ですが、私の見解では、短時間の睡眠で「大丈夫」なのは5年間ぐらいの一時期。実際は、かなり心臓やホルモンバランス、自律神経に悪影響を与えているのではないでしょうか。実際に何年も睡眠不足を続けると、自覚できていない場合でもゆっくり確実に頭がわるくなっていきます。

○全身を使って動く

先に第1章で説明しましたが、動ける体があってこそ、頭を鍛える意味があります。

すぐに動ける体をつくるため、日頃から全身をくまなく使うようにしましょう。

ご存知の方も多いかと思いますが、右脳は左半身、左脳は右半身をコントロールしています（交叉支配という）。

日本では右利きの人が多く、建物や日用品のデザインも右利き仕様になっています。そのため左脳が自然と発達する反面、右脳が育ちにくくなっています。

右も左も両方を使ってあげれば、お留守になりがちな右脳を鍛えることができます。

手だけでなく、目、耳、足にも右利き／左利きがあります。奥歯で食べ物を噛むときにも、右で噛む人と左で噛む人がいます。

あなたはどちらをおもに使っているでしょうか？

物を摑むとき、歩き出すとき、スマホを耳に当てるときなど、左右両側を使うことを習慣づけましょう。


ちなみに……嚙むことだけは交叉支配の例外で、左脳と右脳の両方が支配しています。著者らが2022年に発表した口腔と脳の研究結果では、右側で嚙むときは右脳8：左脳2の割合で、左で嚙むときは5：5を示しました。右脳強化のためには、右側で嚙むようにしましょう。

◯困ったときは人に頼る

どんなに頭の良い人でも、気分が落ち込んだり、体調がすぐれなかったりして、頭が働かなくなることがあります。

そんなときに自分の力だけでどうにかしようとする人は、悩みや不安をひとりで抱え込み、心も体も脳もガチガチに固まってしまいます。

努力するのは悪いことではありませんが、どこかで線引きが必要です。**苦しいときには頑張りすぎず、我慢せず、誰かに頼るという習慣を身につけましょう。**

人に頼れるようになると、ダメージを受けたときの振れ幅が小さく抑えられます。自分ひとりで抱え込んだら底なしのアリ地獄になり得たものが、浅い落とし穴程度で済むわけですから、這い上がるのは簡単です。

家族や友人、仕事仲間に小さな悩みを打ち明けたり、軽い相談を持ちかけてみて、相手の反応を見ます。そして「この人は私のことをよく理解しているな」とか「この人は誠実で信頼できる」と思える相手を、何人か見つけておくといいでしょう。

ビジネスの世界でも、**仕事がデキる人は自分の限界を知っていて、苦手なことは得意な人に任せてやってもらうのが上手です。**そういう人が身近にいれば、誰に／どのように頼っているか観察してみてください。よい見本になることでしょう。

○人や物事を別の視点から眺める

なにげない日常会話でも、相手の話をただ聞くだけでなく、その人の特徴や傾向、活動内容など多くの情報をキャッチしようとする人は、頭が良くなっていきます。

本を読むときやニュースを聞くときにも、そのまま受け取るのではなく「これを言ってる人はどんな人？」「この情報源は信頼できるの？」など、背景にあるものを考える習慣を持つと、物事がより深く理解できるようになります。

理解しようとしない人は、少ない情報で結論を出すので、人や物事に対する判断がどうしても甘くなります。

ビジネスでは「スピーディーな判断」が強く求められますが、早くても誤った判断では意味がありません。玉石混交の情報が溢れている中、判断のもとになる情報をじっくりと吟味することも重要です。

情報不足は脳を迷わせ、劣等感や不安などのネガティブ感情が揺れやすくなります。

他人の言葉を真に受けて「自分はダメだ」と思ってしまうのも、少ない情報――しかも根拠があいまいで、事実かどうかハッキリしない――だけで判断しようとするからです。

何ごとも「もっと知りたい」「もっと理解したい」と思いながら見るクセをつけると、客観的な視点、多角的な視点がおのずと身につきます。頭を良くする自己認知を深めるためにも大切なことです。

ここがポイント

◎睡眠で体調を整え、運動で両脳を活性化する。行き詰まったときは周囲に助けを求めたり、ものの見方を変えてみよう。

7. 頭の回転を速くする習慣

○頭の「回転」とはどういうことか

「頭の回転を速くする」を脳科学的に表現すると「情報処理の速度を上げる」になりますが、これはいたって簡単です。睡眠をしっかりとれば、確実に上がります。

頭の回転の表れ方にはいくつかあって、「ものすごいスピードでアイデアがひらめく」というのがそのひとつですが、これはＩＱのように数値で測ることができません。

「他の人が1年かかってすることを1日でやってしまう」というのも頭の回転ですが、本人にとっては当たり前すぎるため、なかなか自覚できません。

その場で即座に対応できる能力という意味では、脳の回転速度そのものに大差はありませせん。では何が違うのかと言うと、脳に「余力」があるかないかです。

いわゆるアドリブが効かない人は、頭を使わなくても済むこと（＝脳に負担をかけずにできること）を後回しにしていることが多いです。「あれもこれもやらなきゃいけないのに、まだやってない。いつやろう？　このままじゃヤバい。どうしよう」と頭の中でグルグル思考を回すのにエネルギーを使い果たしてしまい、いざというとき対応するだけのパワーが残っていないのです。

○タスクの難易度を見極める

脳のエネルギー切れを回避して対応力をつけるには、頭を使わなくても済むことを先延ばしせず、さっさと済ませてしまうのがいちばんです。

そのためには、たくさん用事がある中で「頭を使わなくてもいいこと」はどれなのかを見極める必要があります。私の場合は

（A）頭をほとんど使わないこと＝すぐ終わること
（B）ある程度は頭を使うこと＝短い時間で終わること
（C）すごく頭を使うこと＝長く時間がかかること

の3つを瞬時に仕分けています。この即分類する習慣を身につけてから、1日に何十件もの依頼や案件をバリバリこなせるようになりました。

タスクを仕分ける即分類の習慣がしっかりと身につくまでは練習が必要ですが、その練習自体が脳を刺激し、頭が良くなっていきます。

◯脳覚醒に合わせたスケジュール管理

朝・午後・夕方・夜のどこに、どのタスクを振り分けるかによっても、脳の余力に違いが出ます。

周囲から「仕事が遅い」と言われる人の中には、能力がないというよりは、時間帯を間違えているケースが多いようです。

一般に脳の覚醒レベルは起床後3～4時間でピークを迎えると言われています。急ぎの仕事や重要な案件（前ページのCに当たるもの）は、脳の覚醒レベルが高い時間帯に持ってくるようにしましょう。**溜まった仕事をするときも、遅くまで残業するよりは翌朝に回した方がラクにできます。**

ここがポイント

◎頭の回転スピードは睡眠によって上げられる。あとは「いつ」「何に」脳を使うかの問題。

8. 頭を柔らかくする習慣

○頭が「柔らかい」とはどういうことか

頭が柔らかい人には「自分のやり方や考え方に固執せず、様々な変化や違いを受け入れて、それに合わせた対応ができる」「物分かりがよく、人当たりが優しい」といった特徴があります。

その反対が、頑固な人です。自分の専門分野ではすごい才能を発揮する反面、専門外のことに関しては外から入ってくる刺激を脳が処理しきれず、「わからない」「わかりたくもない」と拒絶してしまいます。

頭全体が固いのではなく、理解系脳番地が頑固になっているのです。

○どんなに固い頭にも柔軟な部分がある

脳の柔軟性は、よく使っている部位が柔らかくなり、使っていない部位が硬直するというシンプルな仕組みです。

人の一面だけを取り上げて「柔軟性がない」と決めつけるのは間違いで、どんなに頭が固そうな人でも必ず柔軟性のある脳番地が存在しています。

あなたはどの脳番地をよく使っているでしょうか。各脳番地を柔らかくする習慣には、たとえば次のようなものがあります。

○脳番地を鍛える習慣の例

運動系脳番地

□散歩、徒歩での移動
□筋トレ、スポーツ、ダンス

□プラモデル制作、手芸、料理
□畑仕事、釣り

聴覚系脳番地

□音楽鑑賞、楽器の演奏
□ラジオをよく聴く
□講演や講義、会議でメモを取る
□電話での会話が多い

伝達系脳番地

□カラオケ、バンド活動（ボーカル）
□音読、読経
□多くの人に話しかける
□ブログなどで発信する

視覚系脳番地

□映画、ドラマ鑑賞

□写真撮影

□スケッチ、昆虫観察、骨董品の収集

□ドライブ

記憶系脳番地

□日記・日誌をつける

□外国語の練習

□スケジュールを守る

□将来のビジョンを思い描く

理解系脳番地

□同じ本を繰り返し読む

□新語や流行語をチェックする

□整理整頓・模様替え
□地域ボランティア活動

思考系脳番地

□睡眠（7時間以上、中途覚醒なし）
□締め切り・納期を守る
□囲碁、将棋、チェス、ポーカー
□マッサージ、入浴、昼寝（10分程度）

感情系脳番地

□感謝する
□喜怒哀楽を表現する
□動物・植物の世話をする
□一人でも楽しめる
□人を笑わせる

□表情が豊か

自分の脳番地のどれが柔らかく、どれが固いか、見当がつきましたか？

鍛えたい脳番地の習慣に多くの時間をかければ、その脳番地に関係する頭の働きがよくなっていきます。

それでもなお伸び悩む脳番地があったとしても、その分は他の脳番地が伸びてサポートしてくれます。

ここがポイント

◎頭が柔らかい人は理解系脳番地が発達している。脳番地の柔軟性は、使った頻度に比例する。

9. 洞察力を上げる習慣

○まずは目と耳をしっかり使う

本質とは、物事の根本的な性質のこと。ビジネスシーンでいえば「顧客の潜在的なニーズ」「上司や部下の本音」「問題の真因」など、表面的な様相や言葉の奥にあるものです。本質を見抜く力（すなわち洞察力）がある人は、コミュニケーションや問題解決、状況を判断する能力に長けています。

洞察力を高めるには、まず最初の入り口として、表面的な部分を注意深く見聞きする観察力を鍛えることが先決です。人は見ているつもりで見えていない、聞いているつもりで聞いていないことが案外多いので、まずは「目を凝らす」「耳を澄ます」ことを徹底的に意識しましょう。

○もう一歩、深く掘り下げる

表面的な情報を捉えて理解するのが観察力、そこからさらに奥へ進んで深層を理解するのが洞察力。理解の深さが違うんです。

理解を深めるために役立つのが、人や物事に対して「なぜ？」という疑問をつねに持つことです。

商品の売り上げが横ばいなのは、なぜだろう？　今日の部長がいつになく機嫌がいいのは、なぜだろう？　というふうに、**表面的な事象の根っこにある理由や原因を「深掘り」するクセをつけましょう。**

そこでもやはり「振り返り」が役に立ちます。今日一日の出来事の中から気になるものをひとつ選んでノートや紙に書き、その理由・原因として思いつくことを書き添えていきます。時間が経って何か新しい気づきが出てきたら、書き足していくといいですね。

◯知りたいという思いが脳を育てる

子育て経験のある方はご存知かと思いますが、2〜4歳ぐらいの子どもは「なぜ？」を連発します。これは、脳の発達にともなって「知りたい」という欲求が溢れ出てくるからです。

逆にいえば「なぜ？」と問う気持ちを失うと、脳の発達が止まるということ。幼児のような素直さを、大人になっても大切にしたいものです。

ここがポイント

◎見て聞いて理解したうえで、さらに深掘りしていくと、物事の本質にたどり着く。

第4章

手軽にできる、頭を良くする習慣

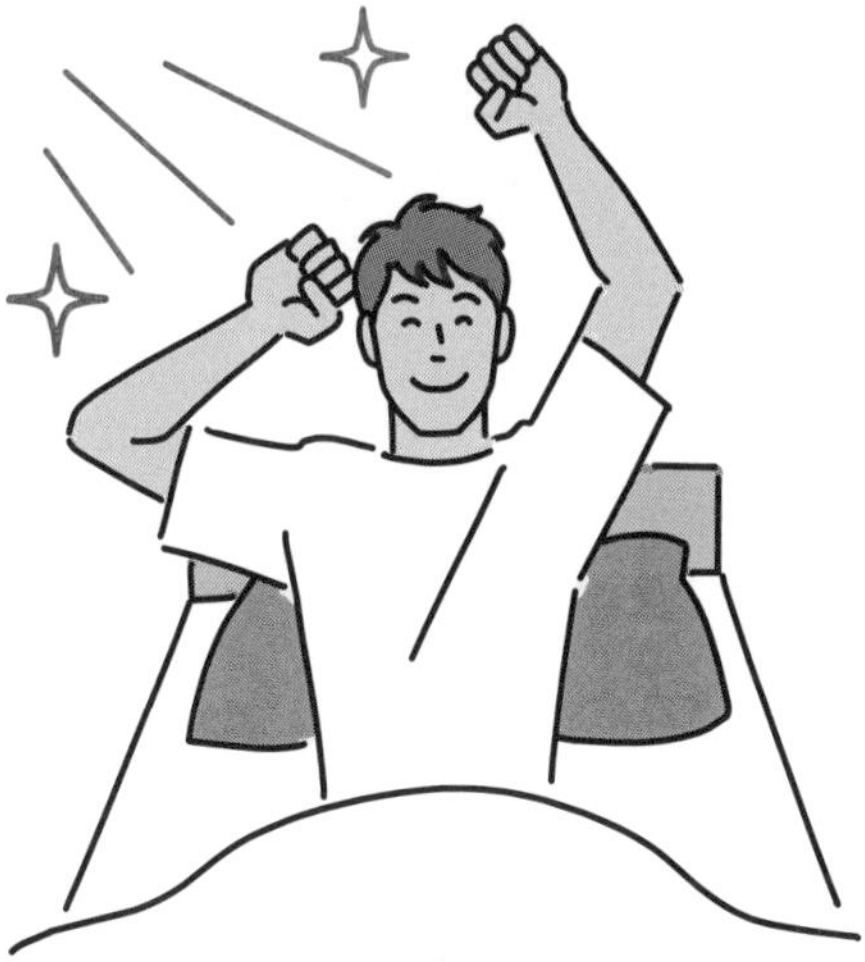

1. 早めに起きて体を動かす

○早起きで頭が良くなる理由

朝早い時刻にベッドから出ると、早くから脳を覚醒させることができ、午前中に集中して仕事に取り組めます。

すると時間に余裕ができるので、その時間を使ってビジネス戦略（計画）を立てることができます。これが、ウォール街のエリートが早朝からジムに行ったり、「お金持ちは早起きだ」と言われる所以です。

午前中から寝ぼけていると、時間にも脳にも余裕がなく、本番ギリギリのぶっつけ仕事になりがちです。

瞬間的にスイッチが入ってうまくいく場合もありますが、継続的に頭を良くしたいのであれば、脳に余力を持たせた方が複雑なことを考えられ、前向きな思考やプランニング、プロジェクト推進などの能力が鍛えられます。

○五感への刺激が脳を覚醒させる

脳を覚醒させるには、五感（視覚・聴覚・触覚・嗅覚・味覚）への刺激が必要です。

起床後すぐにカーテンを開けて日光を浴びると、視覚系脳番地が目覚めます。

思い切り体を伸ばしてふーっと息を吐くだけでも、運動系脳番地にスイッチが入ります。シャワーを浴びたり、軽い体操をするのもおすすめです。

家族に「おはよう」と挨拶すれば、伝達系脳番地と聴覚系脳番地が覚醒します。一人暮らしならペットや観葉植物、ぬいぐるみ、鏡に映った自分に向かって挨拶しましょう。

○覚醒までに要する時間は人それぞれ

最近お会いした患者さんは「夕方になってから調子が上がる」とのことで、会社では同僚が帰った後の残務処理のような仕事しかできていませんでした。決して無能なわけではないのに、覚醒度が低いと、本来の能力が発揮できません。

仕事を始める少なくとも1時間前には、完全に眠気がない状態にしましょう。

参考までに私の場合、シャワーと体操と1時間程度の散歩によって、脳を覚醒させています。10時から診察が始まるので、そこから逆算して7時半から8時には家を出られるように起床時刻を決めています。

起床してから眠気がなくなるまでに必要な時間は人それぞれです。30分で足りる人もいれば、2時間かかる人もいます。自分はどのぐらいかかるのか、何パターンか試してみてください。

大切なのは、自分にとってのベストを体感すること。その状態こそ実は、脳がもっとも健康で自然な状態なのです。

ここがポイント

◎脳を目覚めさせるには体を動かす必要がある。始業1時間前に覚醒度がマックスになるように起床時刻を設定しよう。

2. 学びの時間をつくる

○まず「勉強」の定義を変えよう

あなたにとって勉強は楽しいことですか、それとも苦しいことですか？

学生時代に嫌いな教科が多かった人や知識を暗記するのが苦手だった人は、勉強と聞いただけでゾッとするかもしれません。実際、勉強という言葉の語源は「気が進まないことを仕方なくする」という意味です。

面白くないことをしているときには、脳番地のごく一部しか使われません。ですから、苦行のような勉強で頭を良くするのは至難の業です。

頭が良くなっていくための「勉強」とは、「自分が学びたいことを楽しく研究・習得すること」です。

だから勉強のテーマは何でもいいし、教科書も先生も自分で選べます。場所も時間も自分で決められます。勉強する中身もさることながら、この自由さと能動性が脳を幅広く刺激して、頭が良くなっていきます。

○大人の勉強時間は1日20分

1日に少なくとも20分の勉強時間をつくりましょう。

私は毎朝の散歩のあとに「カフェ勉」を楽しんでいますが、もっと早い時刻に起きてキッチンで勉強するのが好きな人もいますし、就寝前に勉強した方が記憶に残りやすくていいと言う人もいます（英単語などの暗記モノは就寝前に音読すると定着率が上がります）。これも早起き習慣と同様、実際にやってみて自分に合った時間帯を見つけましょう。

ただし「週末にまとめて勉強する」という方法は、脳科学的に最良であるとは言えません。というのも、７日も間が空いてしまうと前回の勉強で学んだことの記憶が薄れてしまうのが脳の記憶の仕組みだからです。

◯学んだことを忘れないためには？

脳の記憶システムは、短期記憶と長期記憶で成り立っています。

勉強して得られた情報は、まず「海馬」という器官に入ります。海馬は短期記憶の倉庫であると同時に、「消去してよい記憶」と「長期記憶として残すべき記憶」とを選別する役割も果たしています。

ところが少し困ったことに、海馬はあまり働き者ではありません。新しく入ってきた情報のほとんどを「重要でない」と判断し、長期記憶の貯蔵庫（記憶系脳番地）に送らずにさっさと捨ててしまうのです。

海馬が重要だと判断するのは、繰り返し触れた情報です。したがって、一度に大量の勉強をするより、少しずつでも毎日コツコツ勉強する方が、かえって効率がよくなります。

また、勉強したことをノートに書いておき、移動中などに読み返して復習すると、何もしないよりずっと長期記憶に残りやすくなります。

ここがポイント

◎大人の勉強は「短時間」で「楽しく継続」するのが正解！

3. メモ魔になる

○記憶の入れ替わりシステム

以前、人気絶頂のアイドルグループのメンバーが「ひとつ前にやった仕事を思い出せない」と話していました。次々に新しい仕事がくるので、終わった仕事を振り返って長期記憶にするヒマがないのでしょう。

彼らほど超多忙ではなくても、似たような経験があると思います。「つい最近まで日本シリーズで盛り上がっていたのに、ワールドカップが始まるとすっかり忘れてしまった」などというのも、その一例です。

私も取材で喋っているときには、さっきまでやっていた診察のことは思い出しません。完全に忘れはしないものの、脳の表層には浮かんできません。記憶が古いものから新しいものへ、どんどん入れ替わっていくからです。

そんな激しい入れ替わりの中で頭をもっと良くするためには、意識的に入れ替わりを止めて、前の記憶を再確認する習慣がとても大事です。そこでメモがあれば、思い出す手助けになります。

○メモの書き方のコツ

人から聞いた話をさっと書き留めておいたり、ふと頭に浮かんだ考えや疑問などをメモしておくといいですね。

その日に見聞きしたことや食べたもの、嬉しかったこと、感謝したいことなどテーマを決めて日記代わりにするのもおすすめです。

右脳が優勢で、直感がイメージで浮かぶタイプの人は、メモとして言語化することで左脳と右脳の両方を鍛えられます。

あくまでも「メモ」ですから、きちんとした文章を書く必要はありません。誰に見せるものでもないので、殴り書きでもＯＫです。

きれいに書くことよりも、忘れないうちにさっと書くクセをつけましょう。それから、書きっぱなしではなくて、１週間に一度ぐらいの頻度で読み返すことが大事です。

頭の中にあるものを文字として書き出すと、自分の中の漠然とした想いが視覚的に確認できるので、感情の整理にも役立ちます。また、思考系脳番地や理解系脳番地をスッキリさせるのにも効果的です。

私は、散歩をするときにもメモ帳を持って行きます。解決したい課題を書いたメモをポケットに入れて歩いていたら、解決策がひらめいたこともあります。

○メモ魔として知られる有名人

物理学者のアインシュタインはトイレ、ベッド、どこへ行くにもメモ帳を持ち歩いていたそうです。

ナイチンゲールは１万２千通の書簡やノートの他、カレンダーの裏や便箋の余白まで使って膨大なメモを残しています。

その他にもエジソン、レオナルド・ダ・ヴィンチ、ナポレオン、日本ではビートたけしさん、久石譲さんなどがメモ魔として知られています。

メモを取ることは、天才と呼ばれる人たちの共通点なのかもしれませんね。

ここがポイント

◎メモをして振り返ることで頭の中が整理され、記憶力や思考力、創造性（ひらめき）がアップする。

4. 数字をからめて考える

○脳のスイッチを入れる目標設定

脳は目標を与えられると実現のために動き出します。しかし、目標が漠然としているとどうしていいかわからず、なかなかエンジンがかかりません。

「ちょっと痩せたいな」ではなくて「1ヶ月後にマイナス2キロ」、「売り上げを増やそう」ではなくて「5月に100万円」というふうに目標を数値化して設定すると、脳にスイッチが入ります。

また、目標達成の過程で「達成率○%」「期日まで残り0日」など、現状を数値化すると正確な事実がわかり、冷静に適切に対処する能力を鍛えることができます。

数字に対して苦手意識が強い人には、ちょっとハードルが高いかもしれません。そういう人は、日頃から「選択肢は何個ある？」「うちの事業は何本柱で成り立っている？」というように、数字をからめて考えることに慣れていきましょう。

○普段から「数値化」を意識する

人の話を聞くときも「部長の話は三段論法というやつだ」「あのセミナー講師の話には5つポイントがあったな」など、数字にできるポイントを探してみましょう。

文章を読むときに、段落の数を確かめるのもいいですね。さらに、段落ごとに何が書いてあるのか意識することも、頭の良くなる読書習慣です。

人の話や文章を「1行にまとめて書く」練習もおすすめです。

短い話を長く喋ったり書いたりするのは意外に簡単で、長い話を短くする方がものすごく頭を使います。要約というよりもっとピンポイントで、いちばん大事なことを1行、もしくはひと言で書いてみましょう。

自分が人前で話すときにも、自分が本当に言いたいこと、相手に伝えたいことを1行で表す習慣をつけましょう。そうすると聞く人にとって理解しやすく、記憶にも残りやすい話し方ができるようになります。

ここがポイント

◎脳は「数字」で活性化する。
数値化して考える習慣で目標設定やスピーチがうまくなる。

5. 定期的に脳をリセットする

○疲れたら運動系に「シフト」する

似たような内容の仕事が何本も続くと、たっぷり休憩しても頭がスッキリせず、疲れが取れません。それは、同じ脳番地を長時間使い続けたためです。

こういうときは、内容がまったく異なる作業、すなわち、別の脳番地を使うことで活力がよみがえります。私はこれを「脳番地シフト」と呼んでいます。

もっとも手軽な脳番地シフトは、運動系脳番地を使うことです。

1時間に1回は立ち上がり、5分ぐらい体を動かしましょう。階段を降りて昇って帰ってくる、ストレッチをするなど軽い運動でいいですが、できれば外に出て歩くのがおすすめです。

人間の脳の働きは「動かずに頭が良くなる仕組み」にはなっていません。人体は運動と皮膚感覚で脳とつながっていて、体の動きと脳の動きは連動して発達します。**逆に言えば「動かないこと＝頭がわるくなること」なのです。**

○ゆっくり長く呼吸する

呼吸するときにも、運動系脳番地がたくさん使われます。

ヨガ、マインドフルネス、武道、禅など様々な分野で独自の呼吸法がありますが、脳の働きを良くするのに効果的なのは「ゆっくりとした呼吸」です。

〈頭を良くする呼吸法〉

1　鼻から息を吸って、下腹を膨らませる（1〜2秒）

2　ゆっくり口から息を吐く（15〜20秒）

この呼吸をすると、脳内に新鮮な血液が流れ込み、神経細胞の活動に必要な酸素が充分に行き渡るので、脳の効率が上がります。

脳内の酸素が足りなくなると前頭葉の働きが弱り、思考や感情が乱れてイライラしたり不安になったりします。そんなときにもこの呼吸法が効果的です。

ここがポイント

◎同じ脳番地を使い続けると頭の働きがわるくなる。1時間に1回は「運動系脳番地シフト」をしよう！

6. 正しい休憩をする

○脳を激しく使ったあとは

これも脳番地シフトの一種なのですが、集中的に脳を使ったあとはしばらく脳を休ませることが大事です。脳は長時間継続して働くと、いろいろな情報がごちゃごちゃしてきますので、少し休んで整理させてあげるのです。

といっても、ただダラダラするのとは少し違います。

仕事と仕事の間に昼寝をしたら頭がスッキリした、という経験はありませんか？　大切なのは、その「スッキリした」というところ。脳覚醒度が高く、継続的に頭を使ってもスッキリしているならば休憩する必要はありません。

休んだあとに頭が冴えて「さあ、次行くぞ！」と意欲的な状態になっている――これが

「脳を休ませる」の本当の意味です。

○ゲームは脳の休憩にならない

休憩のつもりで携帯ゲームを始めたら止まらなくなって、逆に疲れてしまうという失敗を多くの人がしています。

なぜなら、ゲームで使う脳番地とデスクワークで使う脳番地にはほとんど違いがなく、脳番地シフトになっていないからです。

さらに、ゲームから視覚・聴覚情報が脳にどんどん入ってくるため、脳はその処理に追われてちっとも休むことができません。

また、ゲームによって気分が興奮すると「頭に血が上った」状態に。そのとき脳では実際に血流が過剰になっていて、神経細胞が正常に働いていません。

これでは頭が良くなるどころか、逆にわるくなってしまいます。

◯集中と弛緩のメリハリが大事

休憩中にゲームをするくらいなら、何もしないでボーッとしている方がいいのです。

何もしないでぼんやりしているつもりでも、脳は決して止まってはいません。パソコンのバックグラウンド・ジョブのように、脳の深いところで記憶と感情の整理がおこなわれています。

会議が終わってからしばらく経って、ふとした拍子に会議中の誰かの発言を思い出すことがあるでしょう。そうやって「記憶を反復する」ということを、脳が自動的にしているんです。

脳の覚醒度が高く、非常に集中して仕事や勉強をする人は、その間にある程度ボーッとする時間を入れてあげると記憶の定着率が上がります。20分間集中して勉強するなど、覚醒のピークを高く持っていく習慣を持つと、ボーッとする感覚も摑みやすいでしょう。

ただし注意点がひとつ。覚醒度が低く、いつもぼんやりしている人がさらにボーッとしてしまうと、頭がもっとわるくなります！

そういう人はむしろ体を動かして、脳を目覚めさせてください。先に述べた通り、「頭をスッキリさせる」ことが頭を良くする休憩の意義なのですから。

ここがポイント

◎ごちゃついた頭をクリアにするのが休憩の目的。「ボーッとする」という休み方は、集中のピークが高い人におすすめ。

7. 人の表情を観察する

○「見える」と「見る」とでは大違い

視覚系脳番地は「見る」こと全般に関わっています。

網膜に映った像を捉えるだけでなく、物事の価値を「見極める」のも、人の本音や真意を「見抜く」のも、先々のことを「予見する」のも視覚系脳番地の働きです。

視覚だから目を使えばいいいんでしょ？　と思われるかもしれませんが、ただ目に映るものを漫然と見ていても脳は鍛えられません。また、視力がよくないから視覚系脳番地が使えない、ということもありません。

大切なのは、意識的に「見ようとする」ことです。

ただ目に映るというだけでは、何の気づきも感動もありません。記憶にも残らないし、行動にも結びつきません。

一方、**しっかり目を開けて「観察」すると、物事の見え方が違ってきます。細かいところまで目が届き、様々な変化にも気づくようになる。その結果、周囲の状況や相手に応じて適切に対応できる頭の良さが伸びていきます。**

○事実をありのままに見る

具体的なトレーニング方法としては、身近な人の表情を観察するのがおすすめです。

ビデオで撮影するかのように「持続的に」見ること、「変化」を見ることを意識しましょう。なるべく他のことを考えないで、相手の様子を純粋に見ていてください。

これは「ありのままに見る」という見方——事実をねじ曲げることなく、俯瞰的かつ客観的に見る能力です。

この習慣を心がけていると視座が上がって視野が広がり、想像力や発想力が豊かになります。

◯頭が良くなるスピードが上がる

観察して気づいたことがあったら、メモしておきましょう。

気づき↓記録↓振り返りという一連の作業を重ねることで、事実を認知する力が格段に高まります。

自分の外の世界だけではありません。自分の内側、自分自身についての事実をも客観的に捉えられるようになり、自己認知を深めることにつながります。

これまで何度かお話ししてきたように、自己認知は頭を良くする土台になります。これを磨けば磨くほど、どんどん頭が良くなっていきます。

◯形のない見えないものも見られるように⁉

観察眼によって視覚系脳番地を研ぎ澄ますと、形のないものを「見る」こともできるようになります。

霊視とか透視とかいう話ではありません。**他人が見落としていることや、ちょっとした変化に対する感度が高くなる、という意味です。**

たとえば「この人は嘘をついているかも」「この銘柄の株価が上がりそうだ」など、勘や直感が鋭くなって、危険を回避することやチャンスを摑むことが上手になります。見えるものだけに注目しているといつの間にか、形のない存在を見落とす脳習慣ができてしまいます。形がなくても存在するという意識で事物も捉えることが脳の使い方を変えます。

ここがポイント

◎対象を「観察」する意識で目を使おう。人や物事の見え方が広く深くなり、頭の良い行動ができるようになる。

8. 始業前にデスクを拭く

○脳にエンジンをかける儀式

仕事に取りかかる前にデスクの上をきれいにするというのは、ビジネスパーソンの心得としてよく知られており、すでに習慣になっている人も多いかと思います。

デスクを片づけることは確かに頭を良くする効果があります。

その理由は、**汚く乱れたデスクより、きれいに片づいたデスクの方が仕事や勉強のモチベーションが上がるから。意欲が湧いて、頭を柔軟に動かしやすくなるからです。**

つまり、デスクの上をきれいにするのは行動スイッチを入れる儀式のようなもの。長々と時間をかけて隅々まで整理整頓するよりむしろ、ただ「拭くだけ」という形式的な作業でいいと思います（拭くためには邪魔になる物をどけるなど、多少の整理整頓がついてきます）。

重要なことが2つあります。ひとつは**「毎日決まった時刻にかならずやる」**ということ。朝でも昼でも夕方でもいいので、何時何分にデスクを拭くと決めたら間違いなく実行しましょう。行動にメリハリをつけ、脳のオン／オフを明確にする練習です。

もうひとつは、机を拭いたら仕事を始める、机を拭いてから帰宅する、のように何らかの行動とセットで「仕組み化」すること。これでスイッチとしての役割がより明確になります。また、これがルーティンになれば脳への負荷が減って脳がリラックスした状態になり、思考力、判断力、集中力アップにつながります。

○デスクトップにも、ひと工夫

私は以前、仕事を先延ばしにするクセがありました。ギリギリになるまで手をつけず、カレンダーを見て冷や汗をかくこともしばしば。脳にスイッチが入らず、フリーズしていたのです。

振り返ってみると、自分でも気づかないまま「なんとなく好き／嫌い」で動いていたような気がします。あの人の案件は放っておけばいいや、でもこの人の仕事はすぐやろう！というふうに、判断基準が曖昧だったと思います。

あるときから、仕事の内容で優先順位をつけるようにしました。ファイルに日付を書き込んで、関連する資料やメモを入れておき、締切の近いものから順に終わらせていけば、ギリギリになって慌てることがなくなります。

パソコンのデスクトップにもフォルダをつくり、日付をつけて、優先順位が一目でわかるようにしています。

また、毎日のタスクにも優先順位をつけ、手書きで箇条書きにしています。

こうした工夫によって、何から手をつければいいか、また、次に何をすればいいか、見ただけでわかるようになりました。

デスクを拭くのも優先順位をつけるのも、とても単純なことですが、それだけで行動のスイッチが入りやすく、頭をコンパクトに働かせることができます。

おかげで今では脳をフリーズさせることなく、どんなに大量の仕事を抱えていても継続して頭を使うことができています。

ここがポイント

◎行動スイッチを入れる習慣で「グズグズ脳」「ダラダラ脳」から卒業しよう。

9. 夜更かし・徹夜を禁止する

○深夜に起きていることの弊害

睡眠のゴールデンタイムと言われる21時から3時頃にかけて睡眠が深くなりやすい時間帯と考えられています。実際にノンレム睡眠期で脳波が1ヘルツとなる深睡眠期には、成長ホルモンが大量に分泌されます。

成長ホルモンは身長を伸ばすだけでなく、代謝を調整して体を健康に保つ役割を持っています。成長ホルモンが分泌されないと、体脂肪の増加・血中コレステロール値の上昇・乾燥肌・筋肉量の低下などの問題が起こります。

この時間帯は、アミロイドベータと呼ばれる脳の老廃物（アルツハイマー型認知症を引き起こす要因とされている）がもっとも盛んに排泄される時間帯でもあります。ですから、

このゴールデンタイムに深く眠れないとアミロイドベータが脳に溜まり、いずれ記憶力低下の引き金になります。

寝不足が続けば、感情と思考の質も次第に低下していきます。喜びや楽しみが感じられず、周囲に配慮できなくなるため、イライラして他人に八つ当たりするなど、頭のわるい行動をとってしまいます。

夜中に起きていて体や脳に良いことは、ひとつもありません。

○崩れた基準を元に戻す練習

寝る時刻と起きる時刻を決めて、それを守るのがいちばんですが、どうしても終わらせたい仕事がある、海外のスポーツ中継が見たい、などの理由で夜更かしすることもあるでしょう。

そういうときに大切なのは、崩れてしまった睡眠リズムを立て直すこと。

起きている理由がなくなったら、すぐに本来の睡眠スケジュールに「戻す」という習慣です。

睡眠に限らず、日中のスケジュールにも同じことが言えます。

クライアントの都合で納期が変わったとか、家族に急病人が出たとかで自分のリズムが崩れることは、どうしても避けられません。

そんなときに「自分のペースに戻す」という習慣がないと、次から次へとやってくる用事に振り回されてしまいます。ここまでは大丈夫、これ以上は無理という自分の限界がわからず、頼まれると断ることができません。だから便利にコキ使われる……そんな悪循環をみずから招いてしまいます。

自分の基準をつくり、そこからずれたら元に戻す。この習慣を身につけることは、自己認知を高めるためにもたいへん重要です。

ここがポイント

◎就寝時間を一定に保とう。予定が崩れてもいいが、放置しないで元に戻すことが大切。

10. センスのいいものを選ぶ

○自分の感性を大切にする

あなたはどんな物事を好き、美しい、カッコいいと感じますか。また逆に、嫌い、みにくい、ダサいと感じるのはどんな物事でしょうか。

自分の感性や感覚を受け入れている人は、第2章で述べた〝頭をわるくする人たち〟に何を言われても動じることがありません。

押し付けられた基準や世間的な常識に囚われず、「我が道をゆく」ことを自分に許しているからです。それは独創性やクリエイティビティに直結する頭の使い方です。

感性が豊かな人は、一枚の皿、一片の雲、一匹の野良猫にさえ何かしら感動することができます。共感性が高く、穏やかな人間関係を結べる人が多いのも特徴です。対して感性を眠らせている人は、人間の微妙な感情や物事の些細な変化やニュアンスを感じ取ることができません。それゆえ、人とやりとりするときも無機質で機械的な対応になってしまいます。それはＡＩでもできること――いや、むしろＡＩの方が上でしょう。膨大な知識や個々の技能をただ提供するのではなく、それらを「血の通ったもの」として生かすことができるのは、人間の感性なのです。

○欲求が「感じる脳」を育てる

自分オリジナルの感性、感覚を磨くためには「センスよく仕事をしたい」「美しいものを身にまといたい」「快適な空間で暮らしたい」といった〝欲求〟が欠かせません。

「いい歳をして……」「男（女）なのに……」などと制限をかけないで、いいと思ったものは臆せず取り入れていきましょう。

服、食器、観葉植物、絵画、音楽、雑貨、食べもの、書籍など、選択のチャンスがあるときにはつねに「自分がいいと感じるもの」を選ぶようにします。

対象となるのは物体だけにとどまりません。**声のトーンや言葉遣い、食事のマナー、歩き方などの立ち居振る舞いや顔の表情なども「素敵だな」と感じるものを意識的に選択しましょう。**

流行っていてもいなくても、有名でも無名でも、値段が高くても安くても、関係ありません。**自分の欲求に正直になり「自分の基準で選び取る」経験を重ねたいのです。**

◯インプットとアウトプット

自分の感性や感覚を信頼し始めると、それまで「脳がキャッチしていたのにもかかわらず意識に上ってこなかった」微細な変化や違和感に気がつくようになります。

しかし、それを自分ひとりで密かに抱えていたのでは、頭を良くするには不十分です。感じたことを外に向かって表現＝アウトプットすることで脳の中に情報の流れが発生し、頭を広範囲に使うことができます。

素敵な洋服を買ったなら、それを着て外に出ましょう。美しい風景に出会ったら写真を撮って人に見せましょう。

褒められるのが目的ではありませんので、気負わず楽しんでください。

ここがポイント

◎いいものを求めることで頭が磨かれる。
自分の感覚や感性を知り、それを基準に選択→表現しよう。

11. 左の手足を使う

○左脳と右脳を交流させる

第3章でも触れましたが、体の右半分を使うと左脳が発達し、左半分を使うと右脳が発達します。

しかし、どちらかを単独で鍛えれば頭が良くなる、というものではありません。

左脳と右脳は「脳梁」という連結部分を通して、双方向で情報をやり取りしています。

この連携がうまくいかないと、思考がワンパターンになる、他人や自分の感情がわからない、アイディアを形にできない、などの不都合が生じます。

○左利きの脳、右利きの脳

左利きの人はたいてい「お箸だけは右手」「お習字の稽古は右手」のように、左手と右手の両方を使います。また、世の中が右利き仕様になっているため、環境に順応しようとして脳の多くの部位が働きます。ですから、その分だけ頭が良くなっていると言えます。

もともと右利きの人は、左手をほとんど使わないので、右脳を使う機会が必然的に少ないですね。左利きの人が右手オンリーに変えてもやはり、右脳を使う頻度が減ってしまいます。

○おすすめのトレーニング

あなたの利き手がどちらであっても、右脳を使う機会を増やす習慣として左手を使うことをおすすめします。**私が以前から提案している「左手で歯磨きをする」トレーニングの他、第3章で述べたように、足や耳など左半身を積極的に用いましょう。**

また、平均台やスラックライン（綱渡り）のような「体の左右のバランスを保つ運動」や、右手で三角形・左手で四角形を同時に描いたり、右腕を前方へ・左腕を後方へ同時に回すなど**「左脳と右脳に異なる刺激を与える」エクササイズも、脳梁を刺激して左右の交流を活発にする効果があります。**

ここがポイント

◎両半身（特に左半身）を意識的に使うことで、左脳と右脳の連携を高めよう。

12. 散歩を日課にする

○人は歩いて脳に情報を入れる

頭を良くする運動習慣の中でも特におすすめしたいのが「散歩」です。

歩くことで刺激されるのは運動系脳番地だけではありません。電柱などにぶつからないよう周囲に目を配ることで視覚系脳番地や理解系脳番地が鍛えられますし、車の音などに耳を澄ますことで聴覚系脳番地が刺激されます。

また、それらの情報をきっかけに感情が動いたり考えが浮かんだりすれば感情系脳番地、思考系脳番地も活性化します。

私は自他ともに認める散歩マニアで、自宅からクリニックまで毎朝1時間ほど歩いています。**朝の散歩は脳を覚醒させる効果が絶大で、気になっていた課題の解決策が頭に浮かぶなど「ひらめき」を得ることも多いです。**

実際、クリエイティブ系の仕事をしていて「アイディアに詰まると散歩に出る」という人はめずらしくないようです。楽聖こと作曲家のベートーヴェン、英国の大文豪ディケンズ、『進化論』のダーウィンなどが散歩マニアとして知られています。

○1日8千歩を目安に

1日に歩く適量としては、ある時期さかんに「一万歩」が推奨されていましたが、特に根拠はないようです。

頭をよくするための散歩は、1日8000歩（4キロメートル）程度がちょうどよいでしょう。

休みの日にはさらに距離を伸ばして、集中的に歩くとなおいいですね。1週間トータルで30キロメートル前後になるのが理想です。

日頃から歩き慣れていないと最初はキツく感じますが、ぜひやめないで続けてみてください。明らかに頭が良くなっていることが実感できるはずです。
たまに雨降りなどで歩かない日があると、イライラしたり考えがまとまらなかったりして、歩くことの効果がよくわかると思います。

○ゆるゆる歩いた方がいい

減量目的のウォーキングではないので、一心不乱に歩くより、むしろのんびり歩いた方が、脳にとってよい刺激になります。

楽しみながら脳をより多く刺激するコツは、いくつか違うコースをつくっておくこと。道そのものはひとつであっても、右側を歩くのと左側を歩くのとでは目に映るものが違います。私の場合は3つのメインコースがあって、その他に長めコース、短めコース、川沿いコースなどのオプションを用意しています。

また、季節に合わせて移りゆく街路樹の葉色、天候によって違う川の水位、飛んでいる虫や鳥たちの種類など、日々の変化に注目すると飽きずに続けられます。

さらに、散歩の途中に何らかの「お楽しみスポット」があるといいですね。**美味しいパン屋さんに立ち寄ったり、お気に入りのカフェで休憩するなどの「ゆるさ」や「遊び」を持たせることが、脳の柔軟性を養います。**

ここがポイント

◎毎日のんびり散歩を楽しもう。脳が広範囲に刺激され、おのずと頭が良くなっていく。

13.周囲の音に耳を傾ける

○口下手や忘れっぽいのは聴覚が原因？

「自分は口下手でうまく話ができないんです」と訴える人の脳を調べてみると、喋りが苦手なのではなくて、相手の話を「聞けていない」というケースがあります。

「会議の内容を覚えていられない」という人も同様で、記憶力がないというよりは聴覚系脳番地が弱いことが多いです。

聞き取る力を伸ばすには、自分から進んで「聞き取ろう」とする意欲が大切です。

脳にはもともと、たくさんの音の中から聞きたい音だけを選んで聞き取る機能が備わっています。カクテルパーティー効果といって、大勢の話し声が飛び交う場所でも特定の人の声だけを拾って聞くことができるんです。この働きを意識的に活用し、「聞き取れる脳」

を育てましょう。

◯人の声や環境音から情報を得る

左脳の聴覚系脳番地は、おもに「言語」を聞き取るために使われます。電車に乗っているとき、カフェでお茶を飲んでいるときなどに、少し離れた場所にいる人の話し声に耳を澄ましてみましょう。

頭を良くするポイントは「話し手の背景を推測する」ことです。耳に入った言葉をヒントに、その人の年齢や職業、置かれている状況、会話の相手との関係性などを、名探偵さながら推理してみるのです。この習慣により、言葉を理解する能力が高まります。

一方、右脳の聴覚系脳番地は「音」を聞き取るときに活動します。たとえば歌を聴いているときには、左脳で歌詞、右脳でメロディを捉えています。

音楽を聞くことはもちろん、自然界の音に耳を傾けることもおすすめです。都会に住ん

でいても意識を向けさえすれば、小鳥のさえずり、風の音など意外に多くの自然音があることに気がつくでしょう。

逆に、あえて「騒音」に注意を向けるのもいいでしょう。自動車の走行音、道路工事のドリルの音、隣家の子どもが練習しているピアノの音など、ふだん聞き流している音から何らかの情報を得ようとしてみてください。思わぬ気づきが得られるかもしれません。

○寝る前の音読で記憶力アップ

聴覚系脳番地を磨くには「自分の声を聞く」こともたいへん効果的です。

自分の声を聞いているとき、頭の中では聴覚系脳番地の他にも口を動かす運動系脳番地、言葉を発する伝達系脳番地、それを理解する理解系脳番地が活性化しています。

これに「読む」ことが加われば、視覚系脳番地も刺激できます。

使う脳番地が多いほど頭が良くなりますから、**毎日1分の「音読」を習慣にすることをおすすめします。**

読むものは小説、絵本、詩、教科書、お経、格言など何でも結構ですが、ひとつ大切なポイントがあります。

それは、**助詞（て・に・を・は）をワザとらしいほど強調音読して「単語と単語の区切りをはっきりさせる」こと。そうすることによって、言葉の意味がぐっと頭に入りやすくなります。**

聴覚系脳番地は記憶系脳番地の近くにあり、目で見た情報よりも耳で聞いた情報の方が記憶に残りやすくなっています。

また、就寝中に長期記憶が定着しやすいため、外国語の暗記など覚えたいことがあるときは寝る前に音読するといいでしょう。

ここがポイント

◎言葉や音に耳をかたむける習慣で、理解力や記憶力が大幅にアップする。

14. 1日1回、誰かを笑わせる

○笑いは脳の許容量を増やす

笑うことは体の健康だけでなく、脳にとってもよいことです。

笑っているときは脳の酸素消費量が減って頭の中がリラックスした状態になり、脳に余裕ができるので、笑ったあとは複雑なことに対処する気力や集中力が上がります。

笑うときにおもに活動するのは感情系脳番地です（面白い、楽しいと感じる）。

また、大きく口を開けてワッハッハと笑えば、顔にある表情筋を大きく動かすことになります。これは手足を動かすより強く運動系脳番地に刺激を与えます。

ドタバタ喜劇のような身振りで笑えば視覚系脳番地、しゃべくり漫才や冗談などの言葉で笑えば聴覚系脳番地、思い出し笑いなら記憶系脳番地と、笑いの種類によっても使われる脳番地が異なります。

やる気や忍耐力が落ち、頭がわるくなってきたかも……と思ったら「1日1回、自分を笑わせる」という習慣を1ヶ月ほど続けてみてください。脳番地の連携が総合的に改善され、意欲や根気が蘇ってくるでしょう。

◯頭がよくなる「ネタ探し」

そこからさらに一歩進めて、自分以外の人を笑わせる習慣を持つと、さらに頭をよくすることができます。

人を笑わせるためには、相手のツボにはまることをしないといけません。もしも相手が赤ちゃんであれば「いないいないばあ」で笑ってくれるでしょうが、小中学生を相手に同じことをしてもウケるとは思えません。アニメ好きな人にアニメキャラのものまねをすれば笑うでしょうが、アニメをまったく見ない人には通じません。

つまり、笑わせたい相手のことをよく知る必要があるわけです。

相手はどんな人なのか、何に関心を持っているのか知ろうとすること、つまり「興味をもって接する」ことが、頭を良くしていく土台になります。

頭の良い人——そして、どんどん良くなっていく人——の代表的な例として、私がよく引き合いに出させていただいている明石家さんまさんは、視覚系脳番地が驚くほど発達しています。相手のちょっとした挙動を逃さず見て取り、それをネタにして相手を笑わせ、その反応をさらにネタにして、笑いをどんどん広げていきます。

そのように、ひとつのことから次へ、次へと物事を「関連づける」習慣は、頭を良くするために非常に効果的な脳の使い方です。

もちろん、わたしたちがプロの芸人さん並みに笑いをとる必要はありません（それができる方はぜひ引き続き腕を磨いてください！）。

相手を笑わせるための材料（ネタ）を「探す」という行為に意味があるのです。

○オリジナリティを求めよう

知らないことに興味を持ちにくいのが、もともとの脳の性質です。そこを上手に飼い慣らして好奇心の網を張れるようになると、世界がどんどん広がっていきます。

「好奇心の網を張る」とは、子どもが夢中になっているマンガを読んでみる、奥さんが通い始めた茶道教室の茶会に行ってみる、など「ふだん自分がやらないことを探す」行為です。その中で何かが網に引っかかったら（つまり、興味を惹かれたら）それを追跡、追求していきましょう。その過程で得られた気づきや経験が、あなたの脳をアップデートしていきます。

人間や世の中に飽くなき好奇心を持ち、自分の「持ちネタ」を増やしていく習慣は、頭の良い人の多くに共通するものです。

探せと言われれば探すのが脳です。

探して、見つけて、そこで得た気づきをもとに次のステップへ進んでいく。その繰り返しによって、他の誰にも真似のできない個性や才能が伸びていきます。

ここがポイント

◎自分や人を笑わせようとすることで、人間や物事に興味を持てるようになる。その経験の蓄積が、独自の個性や能力の開花へとつながっていく。

15. 頭が良い人のそばにいる

○ノーベル賞受賞者から学んだこと

脳は身近な人の脳に影響を受けやすいため、自分にとってお手本になるような人の近くにいることは、なりたい自分になるための有効な手段です。

私の場合、ＭＲＩの先駆者であるポール・クリスチャン・ラウターバー博士（２００３年ノーベル医学・生理学賞受賞）をはじめ、一流の科学者たちに接することができたのは本当に幸せでした。

彼らと同じ場所にいて、同じ空気を吸うことで、私は自分がしていることに自信を持つことができたのです。べつに褒めてもらったわけではありません。それでも、模範となる人たちと接する機会をたくさん得られたことが、現在にいたるまで私の自信を支えてくれています。

○本物を知るとニセモノがわかる

骨董品やアートの世界では「一級品に触れなさい」とよく言われます。

人間も同じで、一流の頭が良い人たちを知れば知るほど、対照的に、そうでない人たちが目につくようになります。

あいつは二流だ三流だと軽蔑するわけではありません。ただ、そういう人たちに嫌味を言われようと、変なアドバイスをされようと、動揺しなくなるんです。

これは、自己認知や自己肯定感が弱く、他人の影響を受けやすい人には特に身につけてほしい能力です。

○伝記やプロフィールを調べる

脳は皮膚感覚を通して多くの情報を得ています。それは「雰囲気」や「オーラ」といわれるようなもので、言葉ではなかなか説明できない種類の情報です（このような情報は右脳がキャッチしています）。

その働きを利用して頭を良くするには、自分のお手本になる人の近くに身を置くのがいちばんです。一緒にごはんを食べたり、直接会って話を聞けるチャンスがあれば、ぜひそうしてください。その人が出演するイベントや講演会などに出向くのもいいですね。

その人が海外にいたり、すでに亡くなっているなど物理的に制限がある場合には、伝記やプロフィールを読むことをおすすめします。

その人の行動や考え方、興味の対象などを調べると学べるものが多く、とてもよい刺激になります。

ここがポイント

◎脳の順応性を利用して、頭の良い人の近くにいよう。直接的に会えないときは、その人の情報を集めるとよい。

おわりに

◯行動を習慣化するためのヒント

習慣とは「繰り返す行動」のこと。そして行動とは「実際に体を動かすこと」です。エベレスト山に登るのも、歯を磨くのも、行動であるという点では同じです。ただ、わたしたちのほとんどが、歯磨きは習慣化していてもエベレスト登山は習慣になっていませんね？　その理由は何かといえば「繰り返しやったか、やらなかったか」の違いです。

もしもあなたが、この本を読んでも頭が良くなっていかないとしたら……それは、あなたがこの本から得た知識をまったく行動に移していないか、行動の回数が足りていないかのどちらかです。

決して頭がわるいからでもなく、性格がダメだからでもありません。

まず、いまから今日のスケジュールに1つだけ繰り返す習慣を入れてみましょう。いきなり高いハードルを課すと、脳が嫌がります。新しい習慣を始めるにしても、古い習慣をやめるにしても「これならそれほど頑張らなくてもできそうだな」と感じたものをひとつ選んで、淡々と繰り返してください。

「習慣は第二の天性なり」ということわざがあります。「身についた習慣は、生まれつきの性質や才能と同様、自然なものである」という意味です。

頭が良くなる習慣を取り入れ、頭がわるくなる習慣を手放せば、頭が良くなるのがあなたにとって当たり前になります。昨日より今日、今日より明日、明日より明後日と、どんどん頭が良くなっていく自分をイメージしてみましょう。

望ましい未来をイメージすることも、頭を良くする脳の使い方のひとつです。未来を想像すると記憶系脳番地が刺激されます。「未来記憶」と呼ばれることもあるぐらいで、脳の中では未来の出来事も過去の出来事と同じように扱われるんです。

◯自分の脳のポテンシャルを信頼しよう

脳は多くの細胞からなる肉体の一部ですが、ほかの臓器や器官が年齢と共に衰えていくなか、脳だけは肉体が滅びるまでずっと成長し続けます。しかも、赤ちゃんの頃に未熟だった神経細胞の大部分は、何十年と月日が経っても使われることなく、未熟なまま残っています。この新品同様の神経細胞を使うことがすなわち「潜在能力を引き出す」ということ。言い換えれば「現状よりもっと頭を良くしていくこと」なのです。

潜在能力細胞は一生かかっても使いきれないほどの数があります。したがって、頭が良くなるのに遅すぎるということはありません。

ですから、たとえ現在の自分の状態があまり頭が良いと思えなくても、「頭がわるい」ではなくて「伸び代がある」と考えていただきたいのです。これは屁理屈ではなく、事実です。かつては自他共に認める劣等生で、絶えず不安や悩みに苦しんでいた私自身が、脳の使い方を工夫することによって長年の夢を叶え、日本初の脳内科医として充実した毎日を送れるようになった経験。そして、これまで私が診断してきた一万人以上の人たちがそれを証明しています。

自分の頭はこの程度だ、と決めてしまえば脳は「はい、了解しました」とばかりに成長をやめてしまいます。自分はこんなもんじゃない、もっと良くなるんだと決めれば、脳はのびのびと活性化して、あなた自身の想像すら超えていくでしょう。

その喜びと楽しさをひとりでも多くの方に体験していただきたいと心から願っています。

2023年5月

加藤プラチナクリニック院長・脳内科医　加藤俊徳

加藤俊徳（かとう・としのり）

脳内科医、医学博士。加藤プラチナクリニック院長。株式会社脳の学校代表。昭和大学客員教授。脳科学・ＭＲＩ脳画像診断の専門家。脳番地トレーニング、脳科学音読法の提唱者。14歳のときに「脳を鍛える方法」を求めて医学部への進学を決意。1991年に、現在、世界700カ所以上の施設で使われる脳活動計測ｆＮＩＲＳ（エフニルス）法を発見。1995年から2001年まで米ミネソタ大学放射線科でアルツハイマー病やＭＲＩ脳画像の研究に従事。ＡＤＨＤ、コミュニケーション障害など発達障害と関係する「海馬回旋遅滞症」を発見。独自開発した加藤式ＭＲＩ脳画像診断法を用いて、小児から超高齢者まで１万人以上を診断・治療。脳の成長段階、強み弱みの脳番地を診断し、脳番地トレーニング処方や進路・適職指導を行う。

著書に、『ＡＤＨＤコンプレックスのための“脳番地トレーニング”』(大和出版)、『１万人の脳を見た名医が教えるすごい左利き』（ダイヤモンド社）、『一生頭がよくなり続けるすごい脳の使い方』（サンマーク出版）など多数。

加藤プラチナクリニック公式サイト　https://www.nobanchi.com

頭《あたま》が良《よ》くなっていく人《ひと》のすごい習《しゅう》慣《かん》

2023年７月５日　初版発行

著者　加藤俊徳

発行者　和田智明

発行所　株式会社 ぱる出版

〒160-0011　東京都新宿区若葉1-9-16

03(3353)2835 — 代表　03(3353)2826 — FAX

03(3353)3679 — 編集

振替　東京 00100-3-131586

印刷・製本　中央精版印刷(株)

ISBN978-4-8272-1374-4　C0034